痛い つらい だるい がササっと解消!

体の疲れをとる裏ワザ69

「健康元気」研究会 編著

ロング新書

いつでもどこでも簡単にできる疲労回復のコツ

近ごろ、なぜか疲れがたまって会社に行くのがつらい。体が重くてだるいし、肩や背中がこる。忙しくて睡眠不足だし、食欲もない……こんな症状を抱えている人は多いことでしょう。毎日会社でストレスにさらされているビジネスマン、家で子育てに追われている主婦、仕事や人間関係に悩むＯＬなど、今は多くの人が疲れや体調不良に悩まされている時代。

そこで本書では、自分で簡単にできてすぐに効果がある疲労回復のコツを紹介します。これらは鍼灸師、保健師、医師、リハビリトレーナーなどから取材して調べ集めたものです。ただし、本書で取り上げるコツは、あくまで健康な人が疲労をため込んだときに行うものですので、病気や健康上で何か問題がある場合は、まずは医師の診察を受けることをおすすめします。

編著者

目次

第1章 全身の疲れをとる裏ワザ

第2章 頭・顔の疲れをとる裏ワザ

第3章 目の疲れをとる裏ワザ

第4章 首・肩の疲れをとる裏ワザ

第7章 足・脚の疲れをとる裏ワザ

第8章 胃腸の疲れをとる裏ワザ

第9章 睡眠で疲れをとる裏ワザ

第1章

全身の疲れをとる裏ワザ

体の疲れをチェックする

◉あなたの疲れ度をチェックしよう

多忙な現代社会で多くの人が疲れを感じている。ビジネスマン、ＯＬも家庭の主婦も、仕事やストレスで疲れている人ばかり。適度な疲労は誰でも体を動かせば感じることで、ひと晩眠れば回復する。この程度の疲労なら問題ないが、ひと晩寝ても回復しない慢性的な疲労が困る。

あなたの疲れは心配ない疲れなのか、気をつけて解消したほうがいいのか、自分の疲労度を次のリストでチェックしてみよう。

【最近一カ月の自覚症状についてのチェック】

１　イライラする。

２　不安だ。

３　落ち着かない。

4　ゆううつだ。
5　よく眠れない。
6　体の調子が悪い。
7　物事に集中できない。
8　することに間違いが多い。
9　仕事中、強い眠気に襲われる。
10　やる気が出ない。
11　へとへとだ（運動後を除く）。
12　朝、起きたとき、ぐったりした疲れを感じる。
13　以前と比べて疲れやすい。

これは厚生労働省が作成した「労働者の疲労蓄積度自己診断チェックリスト」である。当てはまる項目が三つ以上の人は疲れがたまって慢性的になっている心配がある。その日の疲れはその日に解消するようにしよう。

◉疲れのレベルはここでわかる

疲れが慢性的になってくると、自分でもついつい疲れを軽く考えがち。誰でもみんな頑張ってるんだから、少しくらい疲れていても、頑張らなきゃと思ってしまう。

でも、体の疲れは大きな病気やうつの原因にもなる。

自分の疲れのレベルは、毎朝の目覚め方と休日の体調でわかる。ひと晩ぐっすり寝ているのに、毎朝起きるのがつらい、いくら寝ても寝たりない気がするというときは、疲労がたまっている。

また、休日に、いつもの日より二時間以上も寝過ごしたり、外出するのがおっくうで、一日中家の中でダラダラしていたりするのは、お疲れモード。

疲れはその日のうちに解消するよう、これから紹介していく「疲れをとるワザ」を実践していこう。

疲れないコツは太らないこと

◉太ると疲れる…疲労と肥満の関係とは

疲れがたまると、やせると思われがちだが、最近では逆に太る人が多い。忙しくて残業が続き、夜遅くまで起きていると、夕食をとる時間も遅くなる。

深夜に夕食をとり、そのまますぐに寝てしまうと、消化吸収が睡眠時に行われるので、胃腸も疲れるし、肥満の原因になる。

しかも現代は夜型社会で、コンビニや二四時間営業している飲食店やスーパーも多い。どうしても深夜にカロリーの高い食べ物をとりがちになる。

さらに、多忙になると一日中、会社のデスクに座りっぱなしで動かなくなることも。運動不足でますます太る。太ると、体内に余分な脂肪がたまり、増えた体重を支えるためにますます疲れる。太ったための不快感も増大する。この悪循環になるので、疲れがたまっているときこそ、太らないように注意しよう。

◉空腹が疲れをとる

疲れがとれないときは、栄養をつけようとして、食事をしっかりとろうと考える人は多いだろう。疲れがとれるからと甘いものや、カロリーたっぷりの油っこい肉を食べたりしていないだろうか。

じつは、食事をとること自体が疲れの原因になることがある。

食べ過ぎた翌日は胃腸はむかつき、体が重く感じてだるくなる。食べ過ぎると、血液中に老廃物がたまり、その体内の毒素を出そうとして体が発熱する。また、胃腸は消化するため、休みなく働かねばならなくなる。

食欲がないのに、疲れているからと無理に食べるのは厳禁だ。

空腹になるまで一食くらい抜くほうがいい。「お腹がすいた!!」と感じるほどの空腹が疲れをとるのだ。

朝、目覚めたときの疲れをとる即効ワザ

◉朝スッキリ目覚めるためには

朝、スッキリ目覚めるには、太陽の光を浴びるのが一番だ。人の体は太陽の光によって体内時計をリセットして目覚める。一日が二四時間なのに対して人の体内時計は二五時間。したがって、一日のどこかで時間をリセットしないと、人の時間感覚は毎日一時間ずつずれていってしまう。その結果、生活リズムが乱れて朝起きるのがつらくなるのだ。

朝、太陽の光を浴びると体はリセットして一日の始まりを意識する。

そこで、朝に寝室の中に太陽光が入るように窓やカーテンを工夫しよう。

厚手のカーテンはやめて光が差し込むような薄手のカーテンにしよう。

カーテンが薄いと外から見られるのでは？　と心配するかもしれないが、夜、部屋の中が真っ暗なら外から部屋の中は見えないので心配ない。

◉朝、太陽光を浴びて散歩を

太陽の光で目覚めたら、朝食をとる前に、朝の光を浴びながら散歩をしよう。無理のない距離で、家の近くをゆっくり歩くだけで、体は本格的に目覚める。近所の公園で町内会などがラジオ体操を行っていたら、それに参加するのもいいし、犬を散歩させるのもいい。

◉光が入る窓際でメールのチェックをする

朝の太陽の光は、不安やうつを抑えるセロトニンの分泌も活発にする。できるだけ朝の光を浴びたいのだが、忙しかったり、何らかの事情で散歩ができないときは、朝日がさし込む窓際にパソコンを置いておき、毎朝、起きたら朝日を浴びながらパソコンに向かってメールチェックをしよう。また、新聞も朝日の当たる窓際で読む習慣をつけよう。

◉ベッドサイドにペットボトルを置いておく

人は睡眠中にも汗をかいて、体内の水分を多く失っている。朝起きたとき、体は水分がカラカラの状態なのだ。これでは目覚めても体の動きが鈍くなるのは仕方がない。そこで、ベッドサイドや枕元の手の届くところにペットボトルや水を置いておき、目覚めたら、すぐに水を飲んで体に水分を補給しよう。

水を飲むには寝たままでは飲めないので、上半身を起こすことになる。必然的に水を飲むために体を起こすことになって、スッキリ目覚めることができる。

◉朝の疲れをとるゲンコツ体操

起きなければいけないとわかっていても、体がどうにもいうことをきかない、もっと寝ていたいというときもある。でも、会社に行く時間が迫っている……そんなとき、一発で体を目覚めさせてくれる体操をしよう。体操といっても、寝起きに布団の中で簡単にできるものだ。

●布団の上にうつ伏せになって寝たまま、両手で握りこぶしをつくってお尻をパンパンとたたくだけ。

お尻への刺激が背骨を通って頭まで伝わるので、脳がしっかり目覚めてくれる。

◉両手と両足をもんで朝の疲れをとるワザ

手のひらと足の裏には、あちこちにツボがあって、それらを刺激すれば健康に効果があることがわかっている。そこで、朝目覚めても疲れが残っているときは、

●両手を合わせてもんだり、両手の指で足の裏のあちこちを押す。

これだけで手のひらと足の裏から信号が送られて、血液の循環が良くなり、脳もスッキリ目覚めてくれる。

◉アロマを嗅いで目を覚ます

アロマテラピーは、自分の好みの精油を温めて香りを部屋に満たして、リラックスする癒し術だ。そのため、夜のくつろぎのためや、安眠のためにに行う人が多いが、朝の目覚めにも最適だ。

精油をほんの少量、コットンやティッシュにたらしてその香りを嗅ぐだけ。清涼感で目も覚めて気分がスッキリする。精油をしみ込ませたティッシュやコットンはそのままハンドバッグの片隅に入れておけば香り袋の代用になる。

◉朝食づくりを利き手と逆の手でする

朝起きたけれど、何だか頭がボンヤリしている、体が目覚めないというとき、朝の行動をすべて利き手と逆の手を使ってやってみよう。右利きの人なら、右手は使わないようにして、すべての動作を左手でするのだ。

たとえば、カーテンを開ける、テレビのリモコンにスイッチを入れる、新聞をとる、歯磨きブラシを持つ、朝食のしたくをするなどをすべて左手でやってみる。

すると、利き手なら無意識にできることが、使い慣れていない手を使うと、意識を集中しなければならず、右脳と左脳の両方が刺激されて脳が活性化する。

これで、ボーっとした頭もスッキリ目覚めてくれる。

朝の通勤電車の中でできる疲労回復の特効ワザ

◉朝のラッシュで疲れないコツ

朝のひどい通勤ラッシュは、本当につらいもの。他人と体を接触させて長時間立っていれば、誰だって疲労困憊する。

身動きできないほどの混雑では仕方がないが、少々動くことができる状況なら疲れないコツがある。まず、もたれかかることができるせいか、ドアの両サイドに立ちたがる人が多いが、ドア付近に立つのはやめよう。駅につくたびに人が乗り降りするので体を動かさなければならない。

そこでなるべく車内の中央に入ってしまう。車中では、混雑しているときに携帯電話のメールやゲームをするのは疲労のもと。瞑想にふけることが一番いい。

◉電車のドアの柱を利用してツボ押し

それほどのラッシュではない場合、前項とは逆に、できるならドアの両サイドに立つ。ドアの両サイドには短い支柱がついている。そこに背中をもたせかけると、ちょうど背骨から肩にかけて、ツボが集中している部分に当たる。
●そこで、電車の揺れに身をまかせながら、思いっきり背中や肩にあるあちこちのツボをドアの支柱に押しつけて刺激しよう。
これが、けっこう気持ちよい刺激になって、肩コリ、背中のコリをほぐしてくれる。

◉座席に座ったときのストレッチ

もし、座席に座ることができたなら、座席の背もたれを利用してストレッチをしよう。

●まず、背もたれにぴったり座るのではなく、背もたれと背中の間を一〇センチくらい開けて座る。

●そして、お腹をへこませて力を入れながら、肩を後ろに動かして背もたれを思いっきり強く押す。

●五秒くらい押したら、肩を元にもどして力を抜いてリラックスする。

これを何回かくり返していると、肩や背中の疲れや腰痛がとれ、腹筋を鍛えるストレッチにもなるので、胃腸の不快感も改善する。

◉ふくらはぎの疲れをとる電車内のワザ

疲れがたまると、足のふくらはぎがパンパンにむくんで腫れあがる人はけっこういる。

朝の通勤電車内の時間は、まだ血液が順調に流れているので、それほどむくみはひどくないと思うが、ふくらはぎの血行を良くする運動をしておこう。

●座席に座ったら、背筋をピンと伸ばして姿勢を正し、両足のかかとを上にできるだけ上げる。

●かかとを上げたままで、両足のつま先で思いっきり床を五秒くらい押しつける。

●五秒数えたら、力を抜いてリラックスする。

これを何回かくり返すと、ふくらはぎの血行が良くなって、足の疲れがたまらなくなり、むくみも軽減できる。

会社で仕事中に疲れをとるワザ

◉仕事中に疲れを感じたら首回しを

会社でデスクワークをしていて、睡眠不足やたまった疲れで体がとってもだるくなった、眠気に襲われて困ったということはよくある。そんなとき、イスに座ったままでできる疲れ解消ワザをお教えしよう。

●イスに座ってラクな姿勢をとり、ゆっくり頭を回転させる。初めは小さく、次第に大きく回していく。

●左回転と右回転を最初は五回ずつしよう。慣れてきたら回転数を一〇回に増やす。

●次に首を前後左右に倒すストレッチを。ゆっくりと無理なく倒して、そのままの姿勢で五秒数えて元に戻す。

このストレッチをくり返す。重い頭もスッキリし、だるさと眠気も解消できる。

◉仕事中に眠気に襲われたら

デスクワークを続けていたら、眠気に襲われることがよくある。眠気を吹き飛ばすもっとも効果がある方法は、体を動かすこと。しばらくデスクを離れて、トイレに行くとか、オフィスの外に出て携帯電話をかけるとか、お茶を入れて飲むなどして体を動かすに限る。

◉仕事中の体のこりをほぐすワザ

仕事中に肩こりや背中のこわばりがひどくなったら、しばらく席を離れてオフィスの廊下やトイレ、または思い切って外に出よう。誰も見ていないところで、とにかくこわばった体をほぐすストレッチをしよう。

①まず、両手をまっすぐ上に思い切り伸ばして背筋を伸ばす。
②五秒数えたら、両手をダランと下げて力を抜いて、ここでも五秒数える。
③これを一〇回くり返すと、背中のこわばり、肩や首のコリがほぐされる。
④つぎに肩や首を回す。両手を大きく回して肩を回す。
⑤両手を頭の上で組んでそのまま左右に体を倒して、体の横の筋肉も伸ばそう。

◉足の裏を刺激して疲れを解消

オフィスのデスクが、足元が隠れて見えないようになっているならしめたもの。デスクで仕事をしながら、足の裏のツボを刺激しよう。

デスクの足元に、足裏のツボ刺激用のマットを置いておき、仕事中に疲れてきたら、ひそかに靴を脱いで足裏を刺激しよう。足裏刺激用のマットは、いまは一〇〇円ショップでも売っているからすぐに手に入る。

一〇〇円ショップが近くにないなら、オフィスにある道具を使おう。たとえば、ゴルフボールとか、不要になった小さい箱やケースなど、見つけて活用するといい。

◉会議中の疲れを吹き飛ばすワザ

オフィスで仕事をしているときで、席を立ってトイレなどに行かれるときならいいが、会議中や取引先の人と商談中だと、席を立つことができない。そんなときに眠気に襲われたり、頭がぼーっとなったら、どうしたらいいだろうか。

席を立つことができないうえに、人に気付かれてもまずい。気付かれないように、頭を活性化するには、こめかみを刺激する。

●こめかみは頭の両目の後ろ、目と耳の付け根のほぼ中間部分で、ここには「太陽穴」と

呼ばれるツボがあり、中国の経絡のなかでも気運が活発に出入りする場所といわれている。親指をこめかみに当てて五秒くらい強く押すだけ。

●これを三回くり返すと頭がしだいにスッキリしてくる。

会議中だったら、議題について考えているポーズをとりながら、周りに気付かれないように、ボールペンのお尻などでこめかみを押すとよい。

心の疲れをとるワザ

◉心の疲れをチェックする

体の疲れがたまったり、仕事が忙しすぎて休みがとれなかったりすると、人は体だけでなく心も疲れてくる。

仕事をしなくてはいけないのに、何もやる気がしない、朝、起きることができない、会社に行くのが億劫に感じる……などというときは、心が疲れているのかもしれない。

自分が次の症状に思い当たることはないか、チェックしてみよう。

①気分が落ち込み、ゆううつな気分になる。
②気力が低下して何をするのも億劫になる。
③好きだったことへの興味や喜びがなくなる。
④あせってイライラする。
⑤根拠もなく自分の責任だと思う。
⑥能率が低下する。
⑦眠れない。
⑧朝、スッキリ目覚めることができない。
⑨食欲がなくなった。
⑩体重が減った。または増えた。
⑪胃がもたれる。またはお腹が張る。
⑫ときどきめまいがする。
⑬体がだるい。
⑭疲れやすい。

⑮体の動きが遅くなった。
⑯トイレが近くなった。
⑰便秘・下痢に悩まされている。

これは都内のある心療内科のクリニックのチェックリストから一部をあげたもの。五つ以上当てはまる項目があったら、心も疲れているようだ。もちろん、重症の心身症やうつなら専門の心療内科の診察を受けることが必要だが、健康な人がふだん、ちょっと心が疲れてやる気が出ない、そんなときの解消法をお教えしよう。

◉心を元気にしてやる気を出すコツ

誰でも、一日くらい、やる気が出ないという日があるはず。そんなときはドーパミンというやる気を出す脳内物質が働かなくなっている。

このドーパミンは、仕事のはじめはあまり出ないが、作業を続けているうちにどんどん出てきて、やる気を活発にしてくれる。

そこで、ドーパミンをどんどん出すには、一日の始まりに、今日一日にやるべきことを表に書き記したリスト「TO－DOリスト」をつくっておくといい。

一日の始まりにやるべきこと、目標がわかっていると、やる気も出るし、また仕事を完了したときの達成感が、また明日も頑張ろうという気持ちにしてくれる。

◉仕事のストレスがたまっているとき

仕事でミスした、上司に叱られた、取引がうまくいかないなどというとき、ストレスに心がつぶされそうになってしまう。

●そんなときは、まず考え方を変えてみよう。誰だって一〇〇％完璧にはできないのだから。完璧主義をやめて、八〇％できればいいと考えよう。

●次に、いま自分が考えていることから、五分間だけ離れてまったく別のことを考えてみよう。仕事以外の趣味やペットのこと、休日にしたいことなどを考えてみる。

●仕事でやりたくないこと、急ぎではないことは書きだしてリストにして、いまはしないでおこう。

●仕事中に一五分間休憩して、カフェタイムをとろう。

アロマテラピーで心の疲れをとるワザ

◉手軽に楽しめるこの効果

現代人は誰でも、ストレスがたまりやすい社会と生活環境に置かれている。暴飲暴食、不眠、働き過ぎ、人間関係のストレスなど、心身ともに疲れることばかり。そんな現代人にはアロマテラピーがおすすめだ。

アロマテラピーはいまはずいぶんと普及しているので、誰でも知っているだろうが、アロマポットを買って部屋でアロマを焚いて香りを発散させるのが面倒だという人のために、簡単にアロマテラピーで心を癒す方法をお教えしよう。

●精油を入浴剤がわりに、バスタブのお湯に入れて入浴する。自分が好きな精油を三〜六滴、お湯にたらすだけで、爽快感あふれる香りがバスルームに満ちて、癒される。

●アロマをろうそくや電気の熱で焚くのが面倒なら、熱湯を入れたコップに精油を数滴落としただけでも、十分に香りが漂っていい気分になれる。
●枕カバー、カーテン、カーペット、タオル、クリームなどに精油を数滴落として楽しむのもいい。

つらい二日酔いにならないための裏ワザ

◉なぜ二日酔いになるのか？

お酒を飲みすぎた翌日、頭痛、むかつき、嘔吐、ふらつき、だるさなどの最悪のコンディションになり、楽しかった前夜がウソのような地獄の苦しみを味わった経験のある人は多いだろう。もう二度と深酒はしないぞと誓っても、そうはいかないのが、酒好きの困ったところ。ビジネス社会では、仕事の接待や付き合いで飲むことも多い。そこで、知っておきたいのが、二日酔いを防ぐコツと、二日酔いになってしまったときの解消法だ。

そもそも、二日酔いにどうしてなるのか。お酒を飲むと体内に入ったアルコールは、肝臓のアルコール分解酵素によって、アセトアルデヒドと水素に分解され、さらに酢酸と水素に分解され、最終的に炭酸ガスと水になって排出される。アセトアルデヒドはひじょうに毒性が強く、これが引き起こすのが頭痛やむかつきなどの二日酔いの症状である。

したがって、アセトアルデヒドを分解する酵素を多く持っているかいないかが、お酒に強いか弱いかを決めている。肝臓はアルコールが体内に入ってくると、この分解作業を懸命につとめる。毎日大量にお酒を飲んでいては、肝臓は休むひまもなくなり、疲れ果てて脂肪肝や肝炎を引き起こすことになる。

逆に、二日酔いになりたくなければ、肝臓を強めてアルコール分解酵素をたくさん分泌させればいいというわけだ。

◉二日酔いにならないお酒の量は？

二日酔いになりたくなければ、自分の肝臓が代謝できるアルコールの量を知っておき、それ以上は飲まないことだ。

肝臓の代謝量には個人差があるが、ふつう、健康な大人が一時間に分解できるアルコールの量は、体重一キログラムに対して〇・一グラムといわれる。つまり体重六〇キロの人なら一時間に分解できるアルコールは約六グラム。三時間で約二〇グラムしか分解できない。これは健康的に飲むアルコールの適量の目安とされている。ビールなら中ビン一本、日本酒なら一合、ワインなら小グラス二杯である。これが二日酔いにならずにひと晩で飲める量である。

しかし、ひと晩にこれでは少ない、もっと飲みたいという、呑ん兵衛は多いはず。そういう人は二日酔い予防のコツを知っておくべし、である。

◉飲む前の二日酔い予防におにぎり一つ

お酒を飲むとわかっているなら、飲む前に二日酔いを防ぐための対策をしておこう。

- **まず、空腹では飲まないこと。**
- **良質のたんぱく質をとっておくと、胃の粘膜に膜を張るので、アルコールの吸収を遅くしてくれるし、鶏のから揚げや肉類でお腹を満たしておくと、酒量もそれほど進まなく**

なる。

●お米を食べておくのもいい。おにぎり一つ、いなり寿司一つでいいから、お腹に入れておくと、アルコールの吸収がかなり遅くなる。

◉お酢を飲んでおく

お酢には酢酸が含まれているので、肝機能のアルコール分解機能を促進してくれる。最近では、フルーツとハチミツ入りのジュースのように飲むお酢がいろいろ出回っているので、宴会の前に飲んでおくとよい。

とくに、グレープフルーツや甘夏、みかんなど柑橘類のお酢はクエン酸が含まれていて、肝臓の働きを活性化させる。ハチミツに含まれる果糖にもアルコールを分解させる酵素が含まれているので、ハチミツ入り柑橘系ジュースも二日酔い防止には最適だ。

◉スイカ、梨、メロンを食べておく

柑橘系のフルーツはビタミンCが豊富なので、二日酔い防止に効果があるが、スイカ、梨、メロンは利尿作用があり、排尿の頻度を多くするので、体内のアルコール濃度を低下させる働きがある。

◉飲むときに食べるつまみは？

アルコールの吸収を遅らせ、アルコールの分解を促進する食べ物を選ぼう。

枝豆、豆腐、納豆、卵、鶏肉、チーズなどの良質なたんぱく質をとりながら飲むといい。

また、**大豆製品に含まれるサポニンも解毒作用があるうえ、カロリーも低い**ので、つまみに最適だ。

さらに**大根おろしが効果バツグン。アルコールの分解を助けるビタミンCが豊富で、二日酔い予防にも解消にも役立つ。**小鉢一杯の大根おろしを食べるといい。

◉イカ、タコ、ホタテの料理をつまみに

イカ、タコ、ホタテの魚介類には肝臓の解毒作用を高めるタウリンが多く含まれている。イカ焼き、タコのマリネ、ホタテのバター焼きなど、魚介類のつまみを多くとろう。

◉お酒を飲みながら水も飲む

二日酔いを防ぐには、お酒を飲みながら水分も十分に摂取すること。肝臓がアルコールを分解するうえで大量の水分を必要とするからだ。バーなどでウイスキーのロックなど強い酒を頼むと、必ずチェイサーという水がついてくるのは、肝臓の負担を軽くするためだ。

ウイスキーに限らず、ビール、焼酎、日本酒など何でも飲むときには、水もグラス一杯頼むことを忘れずに。

二日酔いになってしまったときの解消法

◉二日酔い解消の一番は、とにかく水分補給

お酒を飲んでいるときも水分補給は大事だが、翌日、二日酔いになったときも、まずは水を飲むこと。二日酔いの朝はアルコールの利尿作用で体内から水分が失われているため、喉がカラカラに乾いているはず。水分をとってアルコール分を体外に排出してしまおう。

◉トマト、柿を食べる

昔から二日酔いには柿を食べるといいといわれてきた。柿の渋みであるタンニンにアルコールの解毒作用があるからだ。またアルコールを分解する果糖が多く含まれている。さらにむくみ防止、利尿作用のあるカリウムも豊富なので、そのまま食べるといい。

カリウムやビタミンCが豊富なトマトを冷やして食べる、ジュースにして飲むのも効き

目がある。

◉ぬるめの風呂で汗を流す

ぬるめの風呂にゆっくりつかって汗を流す。このとき、無理に熱い湯につかって汗を流すのはよくない。サウナで汗を流すのも逆効果。脱水症状になって肝臓に水分が不足してますます肝機能が低下してしまう。

ぬるめの湯でじっくり汗を流し、十分な水分をとり、アルコールを尿として排出することが大事だ。

◉意外だが板チョコがいい

二日酔い解消に**甘い和菓子や板チョコ**が効果があるといわれる。アルコールを分解するときに大量の糖分が必要になるからで、二日酔いの糖分補給には板チョコを一かけ食べるといい。

だが、二日酔いでむかついているときに、板チョコはちょっと……という人もいるだろう。そんな人には、**グレープフルーツにハチミツをかけたもの**がおすすめだ。グレープフルーツのビタミンC、クエン酸に、ハチミツの糖分がプラスされて、これなら気分もスッキリする。

第2章

頭・顔の疲れをとる裏ワザ

頭部の血行促進法

◉こめかみたたきで血行促進

ワケもなく頭がどんより。集中力が低下してきたのか、書類の同じ場所を何度も読んでしまう。どうやら、脳が酸素不足になっているようだ。

酸素が足りない脳の働きを助けるには、血行を良くして脳細胞の隅々まで血液を行きわたるようにすればいい。脳内の血流が良くなれば、必要な酸素やブドウ糖が細胞にしっかり届いて、脳もシャッキリする！

そんな血行促進の簡単ワザは、こめかみたたきだ。

●手のひらで両方のこめかみを軽くたたいてやる。

●また、両手のひらで頭を挟み、こめかみの皮膚を上下左右にずらすようなイメージでマッサージするのも、脳の血流を改善する方法。

仕事や勉強疲れで集中力が鈍ってきたら、やってみよう。

◉ウォーキングなどの有酸素運動で脳をリフレッシュ

脳の血行促進には、適度な運動が最適だ。とりわけ、ウォーキングなどの有酸素運動に効果が高い。

運動することで、脳への血流が促され、酸素やエネルギーが全身に送られて、脳内もつねに活発に活動している状態となる。

手軽にできる有酸素運動の代表格は、ウォーキングだ。器具を使わず、体への負担も少ないウォーキングは、脳に限らず全身の血行促進、筋力や持久力の向上、脂肪燃焼効果など、とても有効な運動だ。

脳の活動がアップすれば、落ち込んだ気持ちが消え去って、メンタル面での活性化も期待できる。毎日のウォーキングで、脳をリフレッシュしよう。

はじめは無理をせず、家の近所をゆっくり歩くことから始めよう。慣れてきたら少し遠方の公園や高原に出かけてみよう。

◉顔のむくみをとる洗顔のコツ

そもそも、寝起きのときは、だれでも顔がむくんでいる。

夜寝ているあいだは血液（水分）が体全体に回るので、朝起きたときに顔がむくんでいるのは、むしろ正常な状態だ。時間がたてば自然に解消されるが、早くむくみをとるなら、**●冷水と温水で交互に顔を洗って、顔の血流を促すのが効果的。**

温度差のある水で刺激すると、血管が収縮して血のめぐりが良くなる。顔の血流がアップすれば、同時に脳にも刺激を与えて、活性化されるというわけだ。

●また、洗顔後、口角、鼻、目のまわりを、人差し指と中指の左右二本指で軽くマッサージするのも効果的。

むくみと一緒にたまっている老廃物の処理を促し、むくみ解消やくすみ、肌荒れの改善にも役に立つ。

さらに、水でぬらしたタオルを冷凍庫で凍らない程度に冷やして、これで顔全体に押しあてると、皮膚が刺激されてひきしまる。

◉顔色ですぐわかる、疲れ度チェック

体の疲れは、顔色に最初にあらわれるもの。まずは、顔色から健康状態をチェックしてみよう。

青白い顔は、血行不良で血液の循環が悪いため。体の冷えや寝不足、過労などで体力が低下している状態だ。

くすんだ茶色っぽい顔色は、リンパ液の流れが悪くて老廃物が排出されていないため。肝機能が衰えているときも、老廃物が体内に滞って、顔色が茶色っぽくなる。

このように顔色が悪いと、疲れた印象を与えるし、化粧のノリも悪くなる。体力アップは当然のことながら、疲れをとるには顔色を良くすることが必要だ。

◉顔色を良くするツボ&リンパマッサージ

顔色を良くするには、前項の血行促進マッサージや、リンパの流れを良くするツボ押し

マッサージをすすめたい。方法は、次のとおりだ。

①顔全体をさする（一回）

両手の中指を唇の下にあて、耳のつけ根に向かってさすり上げる。口角の脇、目の下、眉の上からも同様に耳のつけ根方向にさする。

②あごのラインをハの字にさする（五回）

両手の人差し指と中指、薬指三本を口もとにあて、耳の方向にハの字を描くようにさする。口角の上、頬の中心からも同様に。

③首を円を描くようにさする（五回）

両手の指先を耳のすぐ下にあてて、うしろから前に向けて小さく円を描くようにさする。そのまま指先を下ろし、首筋の中ほども、同様に行う。

④ひたいのツボをもむ（五秒）

両手の中指をひたいの頭維《ずい》というツボ（ひたいの角、髪の生え際から一センチほど内側に入ったところ）にあて、小さな円を描くようにもむ。

⑤こめかみのツボをもむ（五秒）

両手の人差し指をこめかみの太陽《たいよう》というツボ（目尻から、指一本分斜め上のくぼんだところ）にあて、小さな円を描くようにもむ。

⑥眉の上のツボをもむ（五秒）

両手の中指を眉の上の陽白《ようはく》というツボ（眉毛の中央から指一本分上）にあて、小さく円を描くようにもむ。

毎日行うことで、顔の血色が良くなる効果を実感できる。

頭スッキリのツボ

◉頭スッキリのツボ

パソコンに向かう時間が長くなったり、残業続きの仕事の疲れから頭がボーッとするようなとき

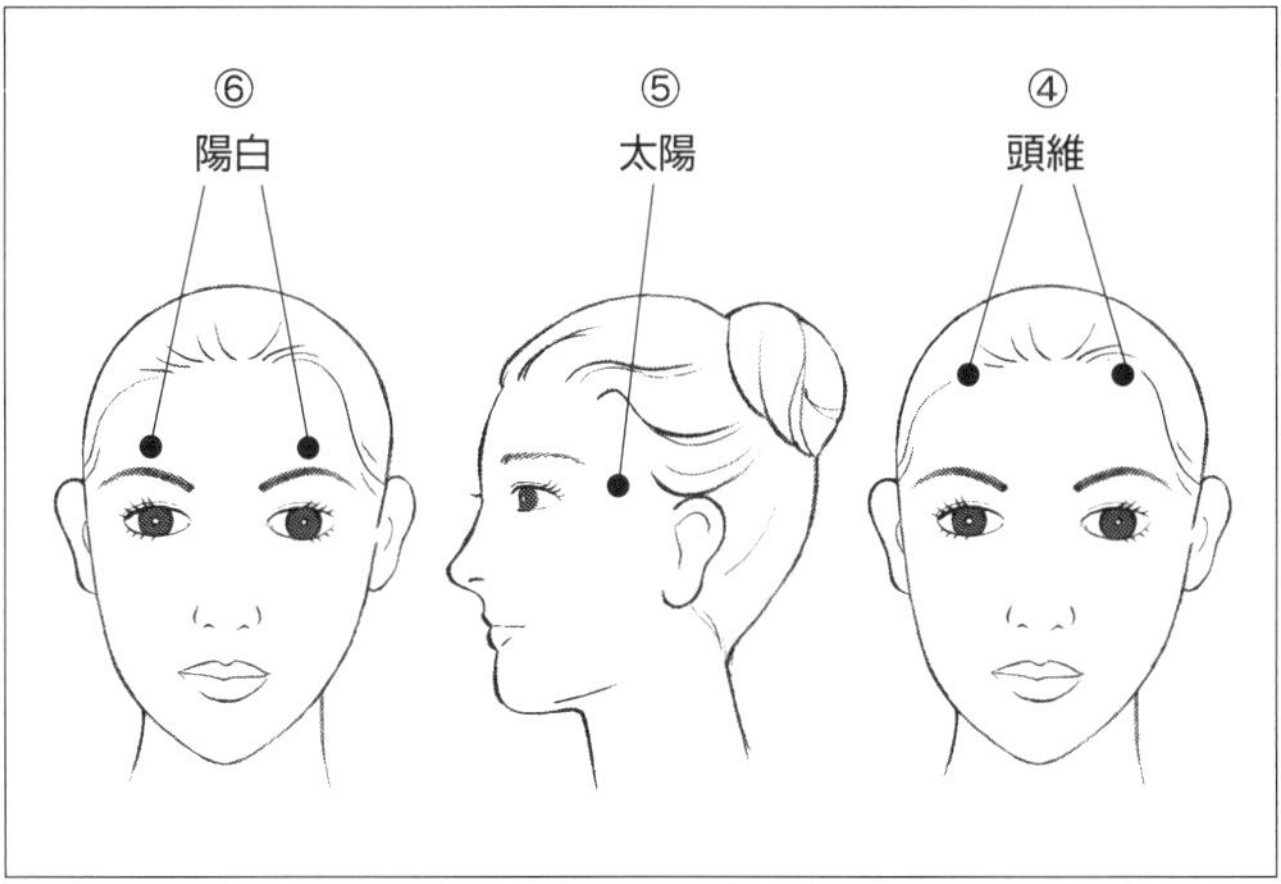

は、「風府《ふうふ》」と呼ばれるツボを押すといい。

背骨からまっすぐ上に突き抜けて止まる後頭部のくぼみにあるツボで、目の疲れやめまいにも効果がある。

目と目のあいだに届かせるようなイメージで三秒押すと、頭がスッキリする。体調が悪くて疲労がピークのときにこのツボを押すと、痛みを感じることも。そんなときは、無理せず休むべし。

◉奥歯を噛みしめて、脳スッキリ

眠りが浅く、起きていても頭がスッキリしない。日中に急な眠気に襲われるという、そんな体調不安に悩む人が増えている。

急な眠気を撃退するには、咀嚼筋を動かすといい。咀嚼筋とは、奥歯付近にあって、上下のあごのあいだについている筋肉のこと。この筋肉が伸びたり縮んだりすると、脳の眠気を感じる部分に刺激が伝達されて、目覚めの効果があらわれる。

奥歯を強く噛みしめたりゆるめる動きをリズミカルに一〇回くり返す。次に、頬の上から咀嚼筋を手のひらでこするようにマッサージ。
朝起きたときにベッドの中で行うと、眠気が薄れて目覚めもスッキリ。二度寝の誘惑もきっぱり撃退できる。

◉カーテンを開けて、脳スッキリ

朝起きたら、まず室内のカーテンをサッと開けて、明るい太陽の光を浴びよう。光の刺激を受けることで交感神経のスイッチが入り、体温や血圧が上昇して、心身が目覚めるからだ。朝の光は体内時計をリセットして、脳のアクセルを踏む大事な役目を果たしているのだ。

脳の神経伝達物質であるセロトニンは、二五〇〇ルクス以上の強さの光で活性化され、脳を覚醒させる。日当りのいい窓際の明るさは、二五〇〇〜五〇〇〇ルクス。つまり、太陽の光を浴びたり、明るい窓際に身を置くことが、脳スッキリの秘訣というわけ。

◉あくびは疲労回復の特効薬

極度の疲れや睡眠不足が続いて、何度もあくびが出てしまう。人目をはばかるあくびだが、じつは心と体の緊張をほぐして脳を活性化する利点もあることが、最近の研究でわかってきた。

①あくびをすると、顔の筋肉が動いて涙腺を刺激する。多くのタンパク質を含む涙は瞳の栄養源となり、ドライアイ対策に効果がある。

②あくびをすると、気持ちがゆるんで副交感神経が優位となり、リラックスモードになる。気持ちがリラックスすると血圧が下がり、脈も安定する。

というわけで、意識的にあくびをするコツを教えよう。

●まず、肩を脱力させて、首をゆっくり回して緊張をほぐす。

●次に、ふっと息を吐いてから、少し上を向いて口を大きく開く。「あ〜」と声を出しながら、両手を上げてのびをする。

そうすると、このあくび感覚を全身で味わえる。

でも、あくびが過剰に止まらない、というときは要注意。専門医を受診しよう。

◉鍋磨きで、脳スッキリ

試験の結果が気になって不安で仕方がない。プレゼンの出来がイマイチでイライラする。そんな不安を一掃したいときは、ふだん後回しにしがちな鍋磨きのような単純作業をすすめたい。

鍋をピカピカにすることだけを考えて手を動かし、一心不乱に取り組むのだ。

もちろん、これには医学的な裏付けもある。

手先を動かすと、大脳の運動野（運動を司令する部分）や小脳の運動を司る部位が活性化して、血流が増加する。すると、不安感に関係する部位の活動が相対的に低下して、不安が薄れるのだそう。

鍋がピカピカになるころには、イライラやモヤモヤも晴れて、脳スッキリ。

頭痛・歯痛の解消ワザ

◉タイプによって異なる頭痛の治し方

頭痛とひと口にいっても、タイプはいろいろあり、それぞれ対処法が違う。

①頭が締めつけられるように痛む「緊張性頭痛」は、人間関係などの強いストレスや、首や肩などの強いこりが原因であることが多い。血流が悪いときに起きやすいので、頭部の側頭筋をはじめとした筋肉の緊張をほぐすことが先決。

首を左右に倒したり回したり、肩を回すなどのストレッチでラクになる。

②ズキンズキンと脈打つような痛みや、目がチカチカするなどの症状を伴う「片頭痛」は、頭の中の血管が強く膨張するために起きる。

こんなときは、部屋を暗くして横になり、安静を保つのがいちばん。

血管が広がって起きる片頭痛の場合、血流を増やすようなストレッチは逆効果で、痛みを増幅させる。保冷パックや氷枕などで頭を冷やすのが有効だ。

割れるような痛みや強い吐き気を伴うときは、命に関わる場合もあるので、即刻、医者の診断を受けよう。

◉歯の痛みを和らげるツボ

夜中や旅先での歯痛ほど、困るものはない。歯医者にも行けないし、薬もない。どうにもガマンできないときは、歯痛に効く次のツボを押してみよう。

●**下関**《げかん》……ほお骨の中央あたり。口を開けると少しくぼんだところにあるツボ。上の歯の痛みに効果がある。耳鳴りや目の疲れにも有効。

●**頬車**《きょうしゃ》……あごのエラの少し上にあるツボ。

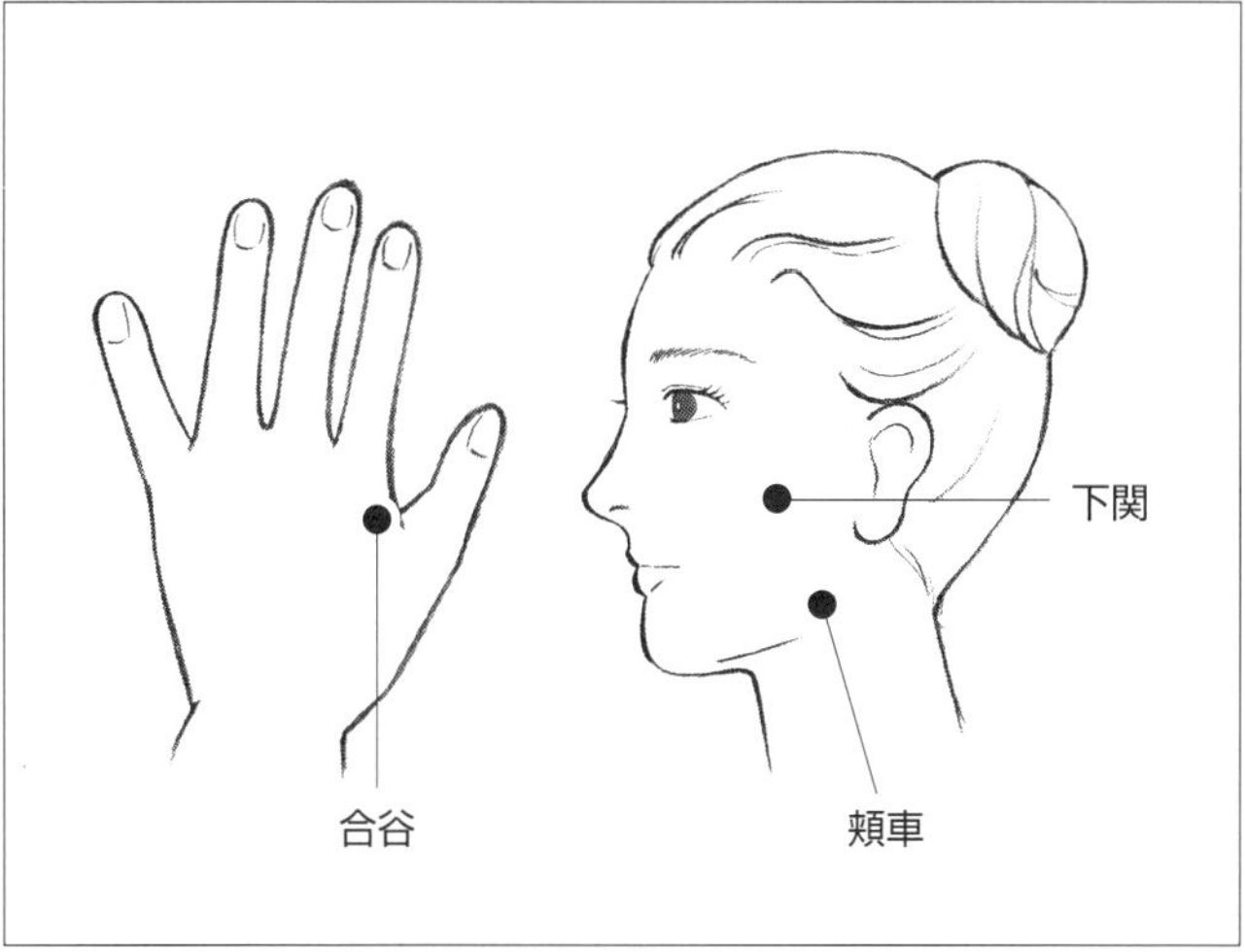

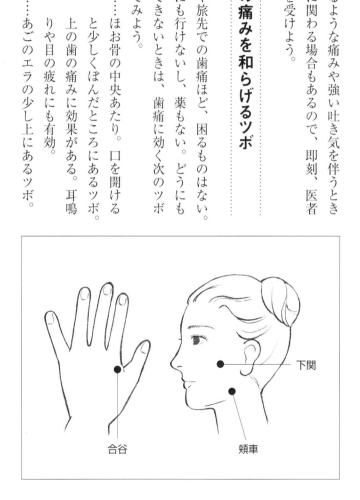

奥歯をぎゅっと噛みしめると、肉が盛り上がるところ。歯痛だけでなく、食欲増進にも効く。

●合谷《ごうこく》……親指と人差し指のあいだにあるツボ。目の使い過ぎや、肩こりにも効き目がある万能ツボ。

たとえ一時しのぎでも、痛み軽減に役立つツボを覚えておいてソンはない。

◉歯痛の応急処置に、アロエとタマネギ

ツボの場所なんてわからない！　でも、ズキズキする歯の痛みは増すばかり。そんなときの応急処置として頼りになるのは、やっぱりおばあちゃんの知恵だ。

●一つは、万能薬のアロエ。二〜三センチに切ったアロエを、痛むほうの歯で噛みしめる。アロエの殺菌効果が一時的に痛みを和らげてくれる。初期の歯痛や歯槽膿漏に効果がある。

●二つめは、すり下ろしたタマネギを脱脂綿に含ませて、痛む歯で二〇分噛みしめるというもの。

タマネギ成分で口の中を一時的にアルカリ性にして、歯茎の細胞を引きしめる働きを利用したものだ。

民間療法ではあるが、その場しのぎには役に立ちそうだ。

◉歯周病の予防にココア歯磨き

今や、日本の成人の八割近くが歯周病にかかっているという時代。

予防・改善に日々の歯磨きは絶対条件だが、最近、歯周病や口臭予防に効き目があるとしてココア歯磨きが注目されている。

ココアに含まれるポリフェノールに、歯周病菌を激減させる作用があることがわかったのだ。歯周病菌の中でも代表的なジンジバリス菌やフゾバクテリウム菌に対する高い抗菌作用が、実験で証明されている。

ココア成分配合の歯磨き剤もヒット中。天然由来の成分だから、体にも安心。おまけに、口臭予防や歯を白くする効果もある優れものだ。

耳鳴り・めまいのとっさの対処法

◉立ちくらみやめまいに効くツボ

疲れがたまっているときに起きやすい立ちくらみ。急に立ち上がるとフラフラしたり、目の前がグラグラ揺れることもある。これは、疲労の蓄積による自律神経の乱れから、血圧や内耳の三半規管が体の急な動作についていけないためだ。

①こんなときは、後頭部の「風府《ふうふ》」と呼ばれるツボをじっくり押すといい。風府のツボは、少し上を向いたとき、背骨から上がって指が止まるくぼみにある。

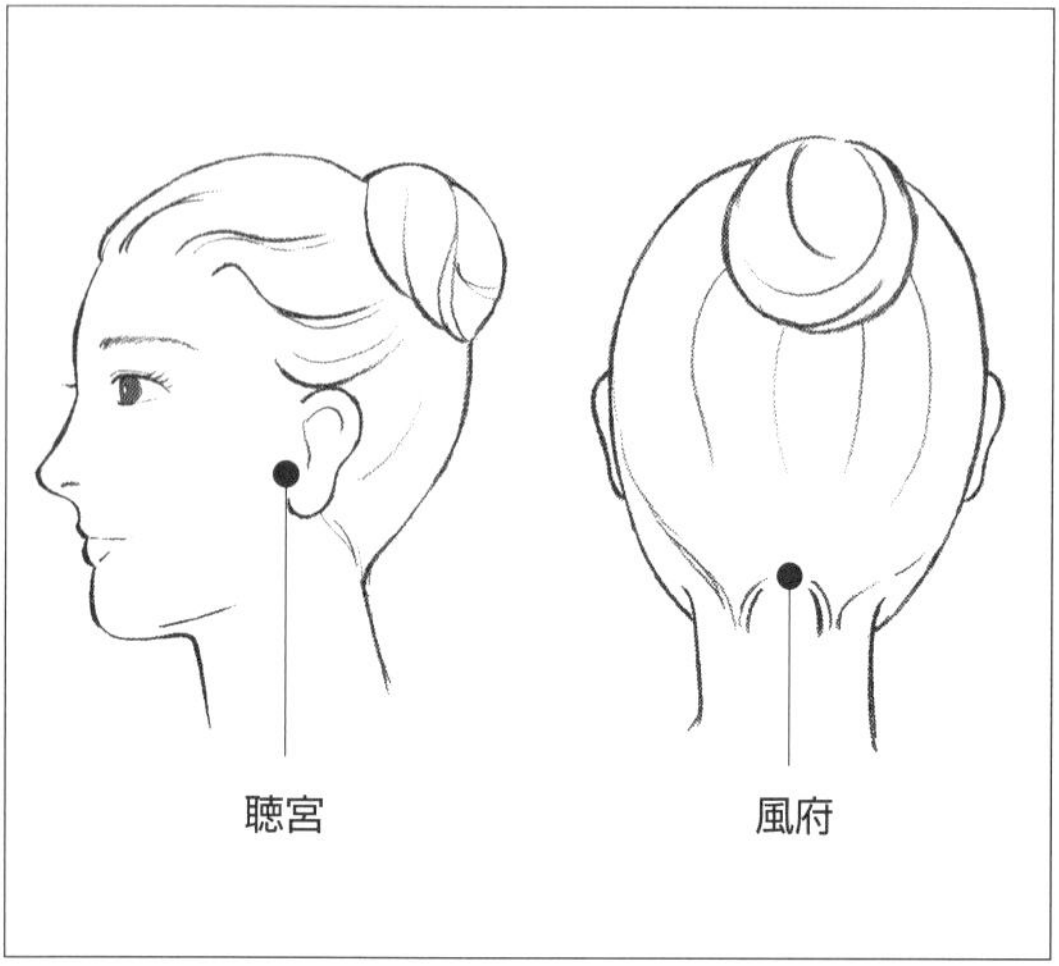

②まずは、深呼吸して体をリラックスさせ、首筋を円を描くようにしてさすったあと、人差し指と中指をそろえて、鎖骨のくぼみをさする。

③風府のツボを押したあとは、こめかみのツボ「聴宮《ちょうきゅう》」をやさしくもみこむ。

いずれも、血圧を安定させて、内耳の血流を促すツボだ。

●耳鳴りは耳ツボたたきで改善

脳や耳に異常がないにもかかわらず、慢性的な耳鳴りに悩む人は案外多い。精神的ストレスによって起こったようなときの対処法は、大阪のアステル心身調律院の山下剛代表が推奨する耳ツボたたきだ。

聴覚は、自律神経の影響を強く受けている。ストレスによる心身の緊張が続くと、自律神経の働きが乱れて内耳の血流が滞ったり、聴覚神経から脳への信号が混乱して、耳鳴りが起こると考えられる。

耳ツボたたきには、そうした自律神経の乱れを正す働きがあるのだ。

①耳鳴りがする側のツボを、人差し指と中指をそろえた指先で、内耳の血流を促す

「聴宮《ちょうきゅう》」というツボをトントンとリズミカルにたたくだけ。聴宮のツボは、耳の穴の横の、口を開けたときにへこむ部分にある。

②三〇秒から一分ほど耳ツボたたきを行ったあと、耳鳴りがする側に顔を傾けて、耳から聞こえる音に意識を集中させる。次に、あおむけに寝て、耳鳴りがする側に首をひねってから体の力を抜き、リラックスさせる。

③反対側も同様に行う。

始める前に深呼吸して気持ちを和らげてから、一日五回をめどに行おう。

◉ヒジ裏と前腕の二カ所湿布で耳閉感が改善

風邪をひいたときやエレベーターに乗ったときなどに、耳がキーンとなってつまった感じがする。飛行機に乗ったときはとくに、この耳閉感がなかなか取れなくて困った経験がないだろうか。

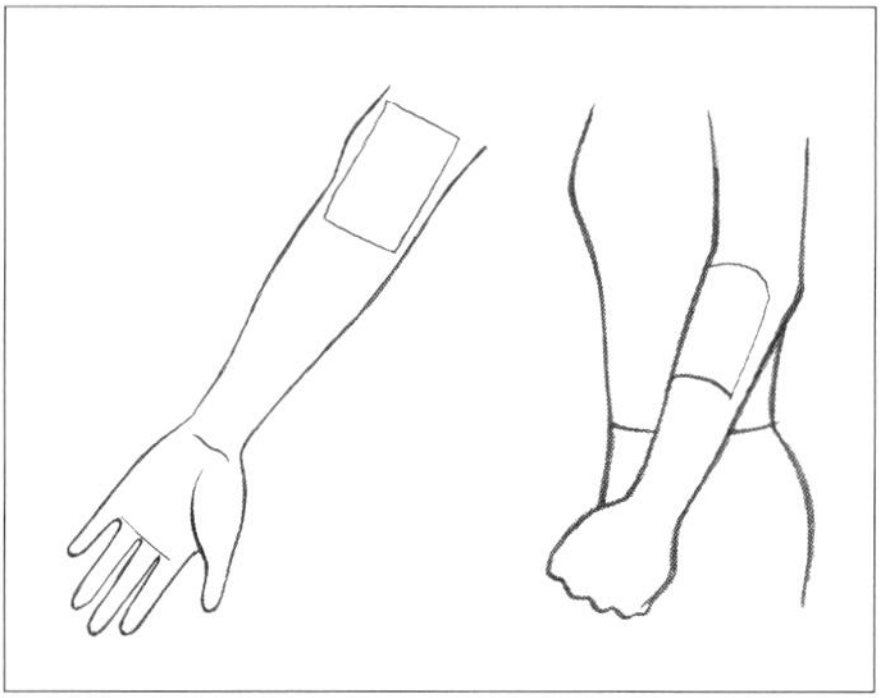

●そんなときは、京都の神経内科医、安田譲医学博士が考案した方法で、耳閉感が強い耳の側のひじ裏と、ひじより下で前腕の中央部よりやや上の場所の二カ所に、湿布を貼る。

耳閉感は、耳管が狭まって中耳の圧力調節が悪くなったときに起こる症状だ。耳管はのどの奥（咽頭）から中耳につながっている通気管だから、耳そのものではなく、のどに対応した腕のポイントを刺激するというわけ。

飛行機に乗るといつも耳閉感に襲われるという人は、前もって湿布を貼っておくといい。

◉乗りもの酔いはでんぐり返しで予防

乗りもの酔いは、視覚情報と脳の動きがズレたことで、脳が混乱して起こる。乗り物の振動や加速の刺激は、内耳にある三半規管がキャッチして脳に伝え、脳から目に情報が送られて協調して動く。この連動がスムーズに行われないのだ。

寝不足や空腹のときも、平衡感覚に異常が生じて車酔いしやすい。まずは、車酔いしにくい条件を整えることが必要だろう。

その条件をクリアしたうえで、三半規管の動きが弱くて乗りもの酔いをしやすいという人に、とっておきの方法を教えよう。それは、でんぐり返し。

平衡感覚を鍛えることができるので、乗りもの酔いを防ぐことができるようになるのだ。

日頃からでんぐり返し（前転）を毎日五～一〇回くらい行おう。

いつでもできる脳トレ活用法

◉扇返しで簡単脳トレ

一四〇億個以上もある大脳の神経細胞は、二〇歳を過ぎると一日に一〇～二〇万個もの細胞が減少するといわれる。日々、老化していく脳を活性化させるアイテムが、日本舞踊の扇だ。

扇扱いの手法である「要《かなめ》返し」を、脳トレーニングに応用しよう。

①扇を広げて手の指の上に乗せ、親指を扇の要から少し上の部分に乗せる。
②次に、中指から小指までをそろえて要の上に出す。

③人差し指と中指で扇を挟んで、左に一回転させたら、親指で要の下を押える。
④これを、左右両方の手で、交互に行う。

指先の運動になる、簡単脳トレだ。

◉あやとりで簡単脳トレ

子どもだましというなかれ。小さいころに覚えたあやとりを、いくつ思い出せるだろうか？　一本のひもを輪にして両手首や指に引っかけて、川や橋などさまざまな形をつくる遊びだ。

あやとりは、手や指先を巧みに動かさなければならず、動かす順番を間違えると形にならない。

指先を動かすには、脳から筋肉へ適切な指

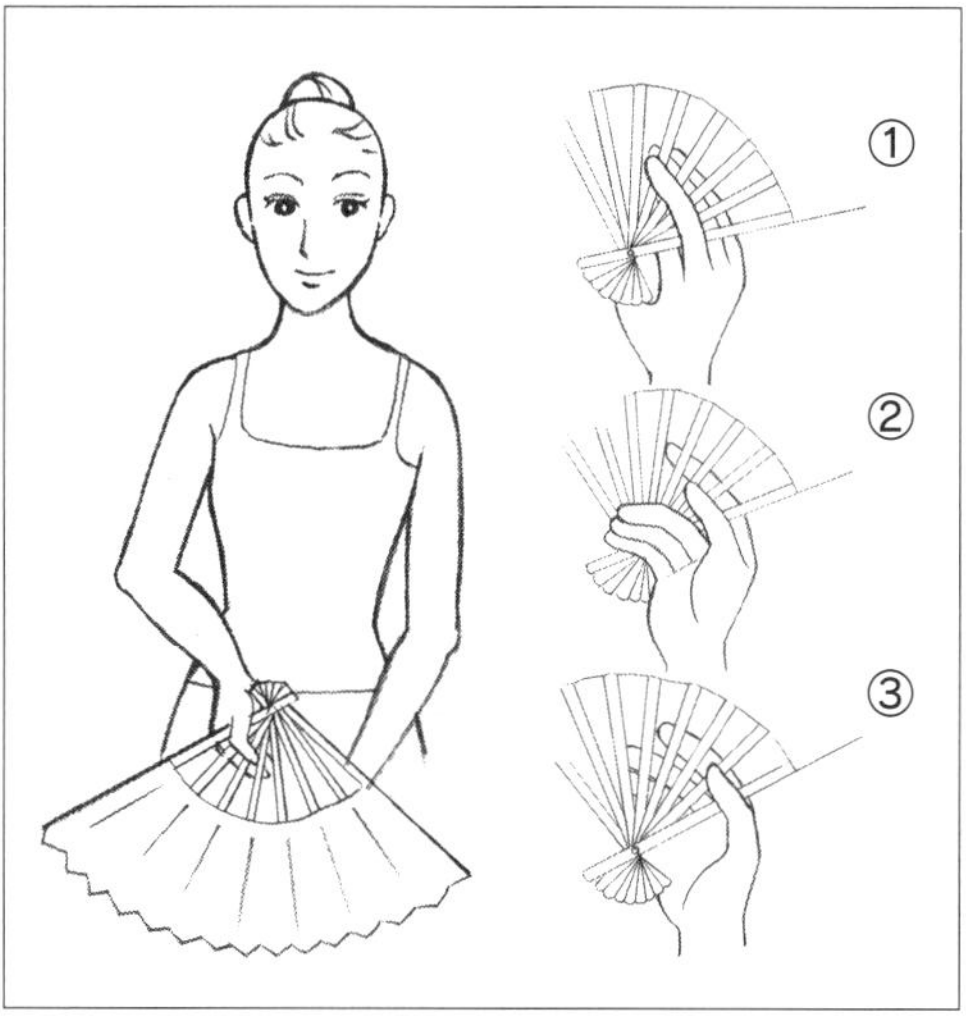

令を送って、指の動きの情報は脳へ届けられる。この連携がうまくできて初めて、あやとりの形がつくられる。記憶力と集中力が必要とされる、優れて高度な脳トレ法なのだ。

指先をゆるめたり伸ばしたりする動きをくり返すことも、脳細胞を活性化させる効果がある。

◉モーツァルトを聴いて脳もリラックス

モーツァルトの曲を聴くと脳活性効果があることは、改めていうまでもないかもしれない。

しかし、アメリカで行われた最新の研究結果でも、それは事実だった。ほかの楽曲に比較して、やっぱりモーツァルトの曲がいちばん健康効果が高いのだ。

モーツァルトの曲は、自律神経のバランスを正す働きに優れていて、心身をリラックスさせる副交感神経の働きを活発化させる。

その理由は、曲の倍音効果が多用されていることにあった。倍音は、複数の音同士が共鳴してより高周波の音を生み出す。高周波音が副交感神経を司る延髄を適度に刺激しているために、気持ちが安定するのだ。モーツァルトの曲の多くが、三五〇〇ヘルツ以上の高周波音を含んでいた。

また、モーツァルトの曲には、独特のゆらぎがある。風や波、川のせせらぎなどの自然音も、これに該当する。

自然の音に近いゆらぎがあるモーツァルトの曲が、脳の興奮を鎮めるのは、こうした理由があったのだ。

◉早口言葉で脳活性化

年齢に関係なく、脳は使い方次第でいくつになっても強化できる。日頃から本や新聞を読む、文章を書く、パズルを解く以上に驚くほど効率のいい脳トレーニング法が早口言葉だ。

口とつながっている大脳皮質の部位は、じつは手指と同じくらい大きい。よく嚙んで食べることが奨励されるのは当然で、唇、舌、あご、のどを使うことによって脳に刺激を与え、脳細胞が活発化するからだ。

早口言葉をいうためには、言葉の意味を理解して、舌と唇、あごとのどを素早く的確に動かさなければならない。集中力と注意力も必要だ。だから、早口言葉を三分ほどいいつづけていると、ひたいのあたりがじんわり温かくなってくる。それだけ、脳がフル回転しなければいけないのだ。

大脳皮質の広い領域が刺激されるために酸素が多く消費され、それによって不足した酸素を補って供給しようとして、血流量が増える。

つまり、早口言葉は、脳を総合的に活性化する優れた脳トレなのだった。

では次に代表的な早口言葉をあげるので挑戦してみよう。

＊庭には二羽にわとりがいた

＊この竹垣に竹立てかけたのは、竹立てかけたかったから竹立てかけた

＊東京特許許可局長きょう急きょ休暇許可拒否

◉スマイルトレーニング

笑いが免疫力を強化するそのしくみは、笑いによる脳への刺激が、神経ペプチドという免疫機能活性化ホルモンの分泌を促し、このホルモンの影響で、ＮＫ細胞が活性化されるというもの。

しかも、つくり笑いでもＮＫ細胞は活性化される。本気笑いで三五％、つくり笑いでも脳が勘違いして二五％も免疫力が上がるらしい。

肌を元気にする隠れワザ

◉まぶたのたるみは、体のイエローカード

健康不安を推し量るサインは、まぶたのたるみにあらわれる。なぜなら、首や肩のこり、腰痛、頭痛、めまいなど、あらゆる症状とつながっているからだ。

まぶたを持ち上げる筋肉をミュラー筋という。目が開いているときに働き、閉じているときは休んでいる筋肉だが、この筋肉と連動しているのが自律神経。つまり、ミュラー筋が働いて（目が開いて）いるときは、自律神経が活動的なＯＮの状態で、休んで（目を閉

じて）いるときは、リラックスしたＯＦＦを意味する。

ところが、まぶたがたるんでくると、ミュラー筋がより強く働こうとして自律神経が〝緊急〟状態にセットされる。

眠りたくて目を閉じても、ミュラー筋が働いているために自律神経はＯＮの状態のまま高ぶりが続くことになる。つまり、まぶたのたるみのせいで、慢性疲労や不眠になってしまうのだ。

ミュラー筋を休ませるには、目線を下げればいい。

ミュラー筋は目線を上にすると最も強く働き、下げるとゆるむ傾向があるからだ。読書や編み物、料理などの目線を下げる作業や、パソコン画面も正面より下にするといった工夫で、ミュラー筋の〝緊張〟を解くことができる。

◉肌の疲労回復に、激安ヨーグルトパック

何気なく捨ててしまっている人が多いかもしれない、**プレーンヨーグルトの上澄み液。**

この液体に、肌の疲れをとる驚きの効果が隠されていた。

この上澄み液は、保湿作用のあるプラセンタや古い角質を取り除く作用のある乳酸、水溶性タンパク質やビタミン、ミネラルなど、さまざまな美容成分を含んだ美肌の宝庫。これを捨てる手はない。

肌に元気がない、くすみが気になる。そんなときはこの上澄み液を利用したヨーグルトパックを一度、お試しあれ。

上澄み液を、洗顔後の顔に塗ったまま、およそ一五分パックするだけ。パックを洗い流したあとは、いつものように化粧水・乳液で保湿ケアをすれば、乾燥肌もしっとり。残りもの活用の激安パックだ。

◉肌の疲れをとる炭酸パック

美肌の効能をうたう炭酸泉の温泉は数多いが、最近のエステコースの主流も、じつは炭酸パック。

炭酸ガスのシュワシュワ成分（二酸化炭素）が肌に送り込まれると、体は酸素が足りないと勘違いする。そこで、血行不良のダメージ肌に新鮮な空気を送り込もうとして血行が良くなり、新陳代謝が活発になるというメカニズムだ。しかも、気体の炭酸ガスは、ほとんど肌に吸収されないが、水やお湯に溶けた状態で肌に接すると、末梢血管の中にまで浸透する利点がある。

ここでは、炭酸ガスの濃度が高い市販の炭酸水を利用した手づくり炭酸パックを紹介する。

●炭酸水ペットボトルを湯せんして四〇～五〇度ぐらいに温め、コットンに湿らせて、シミ、シワ、くすみなど肌の気になる部位に五～一〇分ほど貼る。

熱めの湯船に入れて温めてもいい。冷たい炭酸水を用いると、肌を緊張させて逆に血管を収縮させてしまうので、必ず温めて使うこと。

炭酸パックをすると、湿らせた部位が赤くなってくるが、これはその部位の血流がアップしている証拠だ。就寝前、一日一回を目安に行おう。肌の疲労回復に役立つほか、乾燥肌の潤い対策にも効果がある。

また、炭酸ガスの泡は、毛穴にたまった古い角質や皮脂を吸着して取り除く強力な作用がある。肌と同じ弱酸性なので、肌に優しく、バランスの崩れた肌のＰＨを回復させる作用もありと、まさにいいことずくめなのだ。

鼻づまりになったら

◉蒸しタオルで鼻を温める

季節の変わり目や花粉シーズンになると、決まって鼻づまりに悩まされる。薬を飲むほど重症ではないけれど、息をするのも苦しくて頭もぼんやり。そんなときに重宝するのが、先人の知恵。

●水に浸したタオルを固く絞ってレンジでチン。ホットタオルで鼻を覆って温めると、鼻孔が広がって、一時的に鼻どおりが良くなる。

◉脇の下を親指で押す

鼻がつまる原因の一つは、鼻腔の血行が悪くなってハレているせいだが、そのために鼻腔が狭くなって呼吸が苦しくなる。つまり、血行を良くすることが、鼻づまり解消への早道だ。

●鼻づまりを感じたら、つまっている側とは反対の脇の下から一〇センチほど（指三本分くらい）下の部分を、親指で強めに押してやる。

●イスの角などで押してもいい。数十秒押しつづけると、反対側の交感神経が刺激されて発汗が促され、血流が改善して血行が良くなる。

●同じように、脇の下にペットボトルを挟みこんでギュッと圧迫するという方法も効果がある。鼻腔内の血管が収縮して、一時的に鼻どおりがスムーズになる。

◉タマネギ深呼吸

これも、先人の知恵の一つ。

●鼻がつまったら、タマネギの芯の白い部分を鼻の前に持っていって、深呼吸をしてみる。

タマネギに含まれる硫化アリルに、粘膜の炎症を抑える働きがあり、一時的だが鼻づまりを解消してくれる。

同様に、長ネギの香りにも同じ効果がある。

●長ネギの白い部分を約一センチ角に切って、鼻の下に貼り、深呼吸。
炎症を抑える効能がある硫化アリルが、呼吸のたびに香り成分となって吸い込まれて、鼻水が止まりやすくなる。

◉鼻づまり解消のツボ

小鼻の両脇の少しくぼんだところに、「迎香《げいこう》」と呼ばれるツボがある。香りを迎えるという字のとおり、鼻水、鼻づまり、臭いがわからない嗅覚異常など、鼻トラブルを解消するツボだ。

●両手の人差し指で、この「迎香」のツボをツンツンとやや強めに押してやる。押すときは、両脇から鼻を挟むようにして、三秒押したら六秒休むくらいのテンポで。
右の鼻がつまっているときは、左側が下になるように、左がつまっているときは右側が下になるように横になってマッサージするといい。血行が良くなって、鼻どおりがスッキリする。

頭や顔の疲れをとる食べ物

◉モヤモヤする頭も、味噌汁でシャッキリ

ストレス続きで眠りが浅かったせいか、ベッドから起き上がっても、シャッキリしない。そんな心身をリフレッシュさせるには、朝一杯の味噌汁がいちばんだ。

精神的なストレスが続くと、脳内の神経伝達物質セロトニンが不足する。**セロトニンを生成するために必要なアミノ酸を摂取**して、モヤモヤした気分を吹き飛ばす栄養を補給しなければならない。

それには、**トリプトファンというアミノ酸を豊富に含む豆腐や味噌などの大豆食品**がぴったりで、朝一杯の味噌汁が、脳の疲れをとる特効薬となるのだ。

- **一杯分の味噌汁に牛乳二分の一カップを入れて牛乳の味噌汁をつくると、カルシウム豊富な一杯となる。意外だが、味噌と牛乳は相性がいい。**

◉朝のカレーが、元気の素

二日酔い防止にウコンが効くというのは、よく知られているが、ウコンには人体に有用なさまざまな成分が含まれている。

黄色い成分であるウコンの色素クルクミンは、記憶力増進やうつ病の予防、脳や神経にもいい影響を及ぼす。また、記憶を司る大脳の海馬《かいば》の機能を高める作用もあるので、物忘れ防止にも一定の効果が得られる。

朝のカレーは、脳の効率アップを促して元気にする秘密兵器だった。

◉モロヘイヤで口内炎を改善する

風邪の引きはじめや、過労・睡眠不足などで体力が低下したときにできる口内炎。口の中だけに、薬も使いにくくて厄介だ。

口内炎を治すには、夏が旬の緑黄色野菜モロヘイヤがよく効く。モロヘイヤは、免疫力を高めるβカロテン、ビタミン、カルシウムなどを豊富に含んでいて、栄養レベルはトップクラス。

とくに、粘膜の炎症を抑える働きがあるビタミンB_2が多いため、口内炎になったときにしっかり食べるようにすると、治りが早くなる。

第3章

目の疲れをとる裏ワザ

パソコンの光害対策のコツ

◉PCの使用環境を整える

パソコンやタブレット、スマホなどを長い時間使いつづけていると目が疲れてくるし、液晶画面のバックライトに使われているLEDが発するブルーライトは刺激が強く、網膜に悪影響を与える。

かといって、今さら使用時間を減らすわけにはいかないが、「目の疲れ」はドライアイや充血、視力の低下、さらには頭痛や肩こり、イライラをはじめ、胃腸の不調や全身のだるさなど、ほかのトラブルも引き起こしかねないのだ。これらはVDT症候群と呼ばれる現代病である。

このように、私たちの〝視生活〟は過酷な環境にある。そこで、目の疲れを軽減するために、まずは、PCの使用環境をできる限り整えよう。

◉目にやさしい使い方のポイント

●モニター画面は一五度後ろに

ものを見るとき、目にやさしいのは下向き二〇度くらいだという。そこで、モニター画面を見る角度は正面より少し下になるようにする（こうすると首もラク）。

そのためには一五～二〇度くらい後ろに倒すといい。

●画面との距離は四〇センチ以上をキープ

電磁波の悪影響を考えると、ほんとうは画面から七〇センチは離れたほうがいいのだが、少なくとも四〇～五〇センチは保つようにする。その意味からも、ノート型パソコンよりモニターとキーボードが分離しているデスクトップ型のほうが望ましい。

●画面の輝度は下げる

画面が明るすぎると目への負担が増すので、輝度（明るさ）をなるべく下げる。その際、部屋の明るさと画面の明るさにあまり差が出ないようにする。

●外光をシャットアウト！

外光や照明が画面に映り込むと、明るさにばらつきが出てしまうので、映り込まないように画面の角度を調節する。

●画面の背景色、白はダメ

画面の背景色を「白」にすると光の量がもっとも多くなるので、落ち着いた色にする。

●電磁波除けを工夫する

電磁波は、液晶画面からもキーボードからもマウスからも出ている。目に限らず電磁波は体に毒なので、電磁波を防御する方策を立てたい。以前、サボテンをパソコンのそばに置くといいとブームにもなったが、科学的には「？」なので、パソコンに電磁波吸収シートを貼るなど、環境に合わせていろいろ工夫してみることが望ましい。

◉イスに浅く腰掛けてはいけない！

イスに浅く腰かけることは厳禁。パソコン作業中は前傾姿勢になりがちだが、そういうときは、浅く腰かけ、姿勢が悪くなっていることが多い。前屈みになるとキーボードを打つひじの角度が九〇度よりも小さくなってしまうが、そうすると肩や腕によけいな力が入り、肩こりだけでなく目の疲れにもつながってしまうのだ。

腰のためにも、首や肩のためにも、そして目のためにも、イスには深く腰かけ、両足はきちんと床につけるという、シャキッとした姿勢を保つことが大切だ。

◉PC用眼鏡をかける

パソコンから出ている「可視光線」によって、瞳は収縮する。ということは、画面を見つづけることは瞳孔括約筋を酷使しているということ。また、強い光を感じると網膜は傷んでしまうのだが、画面を見つづけることは、網膜も酷使しつづけていることになる。

可視光線のなかでもっとも刺激が強く有害なのがブルーライトだが、これらの弊害から目を守るためにも、長時間パソコン作業をするときなどは、ＰＣ用眼鏡を使うことをおすすめする。目を保護し、疲れ目を緩和するだけでなく、網膜の黄斑部変性症など将来的な目の病気を予防するのにも効果的だ。

中高年の人向けにはパソコン用の老眼鏡もあるので、眼鏡店で相談してみるといいだろう。ちなみにＰＣ用眼鏡の一種として、フレームに水を注入し、それを蒸発させて湿気を保つ〝保湿眼鏡〟もある。

パソコン作業中は、休憩と目のエクササイズが大事

◉まばたきを心がけよう

普通、私たちは三秒に一度くらいまばたきをしている。そうしないと目の表面が乾き、ドライアイになる危険性が高くなるのだが、パソコン作業やゲームなどをしていると、まばたきの回数が激減する。

涙には角膜に酸素を送ったり目の表面を細菌から守るなど重要な役目があるが、まばたきをしないとそれができなくなってしまう。また、遠近調節をしている毛様体筋や光の量を調節する虹彩筋、網膜などは、まばたきしているあいだに束の間の休憩をしている。だから、これらの休息時間が少なくなると、目への負担が増えてくるというわけ。

一点凝視のクセがある人は、意識的にまばたきをするようにしよう。

◉キツネとタヌキのまばたき

表情筋がたるんでも、まばたきがうまくできなくなってしまう。表情筋というのは目や鼻、口などの表情をつくる筋肉だが、日常生活では三〇%くらいしか使っていないうえ加齢によっても衰えてくるので、機会あるごとに刺激したい。

①目尻を両手の人差し指で引っ張り上げ、ゆっくりまばたきする。
②両手の親指と人差し指で目を上下に大きく広げ、ゆっくりまばたきする。
③①②をそれぞれを二〇回ずつくり返す。

これは起きたときと寝るときなど、朝晩二回やると効果的だ。

◉疲れ目解消エクササイズ「二〇ー二〇ー二〇」

パソコンのせいで目が乾く、首が痛い、頭が痛いなどという症状には、多くの人が悩まされている。

それをほぐす簡単で効果的なエクササイズがある。

テキサス大学のメディカルセンターの医師が考案した「二〇―二〇―二〇―二〇」という疲れ目解消エクササイズだ。

●二〇分おきに二〇フィート（六m）離れたところを二〇秒間見つめ、二〇回連続してまばたきをする。

こうすると目が潤い、目の疲労が改善されるのだという。仕事の合間に試してみよう。

◉ギュッパ・クルクル体操

パソコンの画面など一点を見つづけていると、ピント調節をする毛様体が疲れてくる。

そんなときは、次のようなギュッパ・クルクル体操をして、こりをほぐそう。

①目をギュッと閉じて、パッと開ける。

②頭は動かさず、左右の黒目だけを右に寄せる。

③同様に、黒目だけを左に寄せる。

④次に黒目だけをグッと上へ動かす。

⑤最後に黒目をズンと下に動かす。

この①〜⑤を二〜三回くり返すと疲れ目が緩和するだけでなく、老眼予防にも効果的だ。

◉タオルの温・冷療法には即効性あり

長時間のパソコン作業のなかでピントが合いにくくなったり目がショボショボしたり、ドライアイ気味になったときは、蒸しタオルが効果的だ。四〇度くらいに温めた蒸しタオルを当てて一〇分間くらい目を休めると、疲労回復になる。

また、充血した目には冷やしたタオルを当てるのが効果的。こちらも一〇分間くらいをめどに。

もし、ショボショボと充血が両方あったら、忙しいが温冷を交互にやるといい。

◉スプーンでマッサージ

スプーンを一本パソコンのそばに用意しておくと、目が疲れたときに便利だ。仕事中にやる場合はおかしな人に思われないように注意したいが、これが効果的なのだ。

スプーンは冷蔵庫などで冷やしておくほうがいいが、そのままでもかまわない。

●スプーンのへこんだ部分に親指を添え、反対側の丸い部分をこめかみに当てて押しもむ。

●回すようにしながら、これをくり返すだけで目の疲れが軽減し、スッキリする。

◉ボールペンのキャップで顔を押す

ほかにも、仕事中、そばにあるもので疲れ目を解消する方法がある。

●目が乾燥したり充血したとき、目の下の硬い骨のある部分にボールペンのキャップを押し当て、痛さが心地よく感じられる程度の強さで両側を四～五回ずつ押す。

こうすると、疲れが和らいでいくのだ。

目にやさしい生活と環境づくりのコツ

◉お風呂に入ったら、目にもシャワーを

お風呂に入ったとき、体を洗うついでに目にもシャワーを当てるといい。もちろん、目は閉じたままで。まぶたや目の周りを温めると疲労回復にもなるし、シャワーの水圧でマッサージ効果も出る。

東京ガスと千葉大学の共同研究によれば、四二度のシャワーで目の周りを温めると〝一時的に視力が良くなり、目の疲労回復にも効果がある〟のだそうだ。入浴のついでに、ぜひ試してみよう。

◉一日に一リットルの水を飲む

涙は目を洗い、酸素や栄養を運ぶなど、目にとって欠かせない存在だ。その涙は、下か

らタンパク質、水分、油分という三層構造になっている。

だから、それらの成分を食物からしっかりとらなくてはいけないのだが、水は一日に一リットルを目安に飲みたい。とはいっても、一リットルのペットボトルを想像するとしんどくなるが、お茶やお湯で少しずつとればいい。そのほうが、一度にたくさん飲むよりも吸収率が上がるので効果的だ。

◉思いきり泣こう

目は潤いを求めている。だから、泣くことは良いことなのだ。

悲しいことや辛いことで泣くのは心的ストレスもあるだろうが、感動の涙は流したほうがいい。また、泣くこと自体は脳を活性化させるし、涙は副交感神経（休息モード）が働いているときに分泌されるといわれているので、涙を流す行為にはリラックス状態に導く役割があるのではないかと考えられているそうだ。

つまり、テレビや映画、音楽などに浸り、感動して涙を流すことは、心身ともにストレスからの解放なのである。心おきなく、おおいに泣こう。

◉部屋の照明をチェック

昼間でも、私たちの生活は太陽の下にいるより人工照明の下にいるほうが多い。
そこで、目のためには次のような照明のチェックも大切なポイントになる。

- **部屋全体と、作業する場所の明るさを一定にする。**
- **蛍光灯などがチカチカしてきたら、すぐに取り替える。**

作業する場所に多方向から光を当てるのはＮＧ。とくに視線の前や下からの光が直接目に入らないように工夫する。

- **デスクでの作業中、影ができないよう利き手の反対側から部分照明を当てる。**

◉PCやテレビは、部屋の照明とのバランスに注意

たとえば部屋を真っ暗にしてパソコンを開き、その明かりだけで作業したとすると、目への負担はとんでもなく大きくなる。部屋の明るさよりもモニター画面やテレビのほうが

明るいのはＮＧである。

また、人工照明より自然光のほうが目にやさしいので、昼間はできるだけ自然光を取り入れることが大切だ。本や書類を見るときに少し暗いと感じたら、手許灯などで明るさを補うといい。

◉テレビは目線の角度より下げた位置に

上目づかいでものを見ると、目への負担は大きくなる。目を大きく見開くために、表面が乾きやすくなるからだ。

パソコンのモニター画面についても触れたが、テレビも同様、目線よりやや下に設置して見るようにしよう。

寝起きには、このエクササイズとツボ押しを

◉とにかく目が疲れたら、頭を八方向に回す

目の神経は体じゅうの神経と密接につながっているから、肩や首のこりが先か、目の疲れが先かはわからない。どちらが先かは問題ではなく、辛いことが問題。そんなときは、頭をぐるぐる回してエクササイズをしよう。

●頭を前に倒す↓頭を後ろへ↓頭を右へ↓頭を左へ↓頭を右前方へ↓頭を左後方へ↓頭を左前方へ↓頭を右後方へ

一つの動作につき三〇秒くらい止めておくと、より効果が高まる。

パソコン作業を一時間したら、五～一〇分間目を休ませるのが理想的だが、そんなときにこのエクササイズがおすすめだ。

◉眼鏡に疲れたときは眉間をマッサージ

コンタクトレンズにしている人は多いが、眼鏡の人もまだまだいる。近視、遠視、乱視、老眼など、眼鏡をかける理由はいろいろだが、眼鏡はかけつづけているだけで疲れるものだ。そんなときは、顔のツボ押しが効く。

●眉間にあるツボを「印堂」というが、鼻の根元から印堂に向けて「一、二、三、四、五」と数えながらゆっくりとこすり上げ、五〜六回くり返す。

左右どちらの指でやってもいい。

◉目がしょぼしょぼしたら

足のツボ

パソコンやゲームを長時間すると、目がしょぼしょぼしがち。

そんなときは、

●土踏まずの少し上にあるツボ「湧泉」をとんとん叩くといい。

イスに座って片方ずつ反対側の膝にのせて行う。

目のツボ

体のツボは左右対称にあるが、目の回りには疲れ目に効くツボが六つある。これらを片方ずつ「睛明《せいめい》→攢竹《さんちく》→魚腰《ぎょよう》→絲竹空《しんちくくう》→太陽《たいよう》→承泣《しょうきゅう》」の順番で押す。

それぞれ一カ所を五～六回押し、三周くらいするといいだろう。ツボがよくわからないときは、そのあたりを軽くマッサージするだけでもいい。

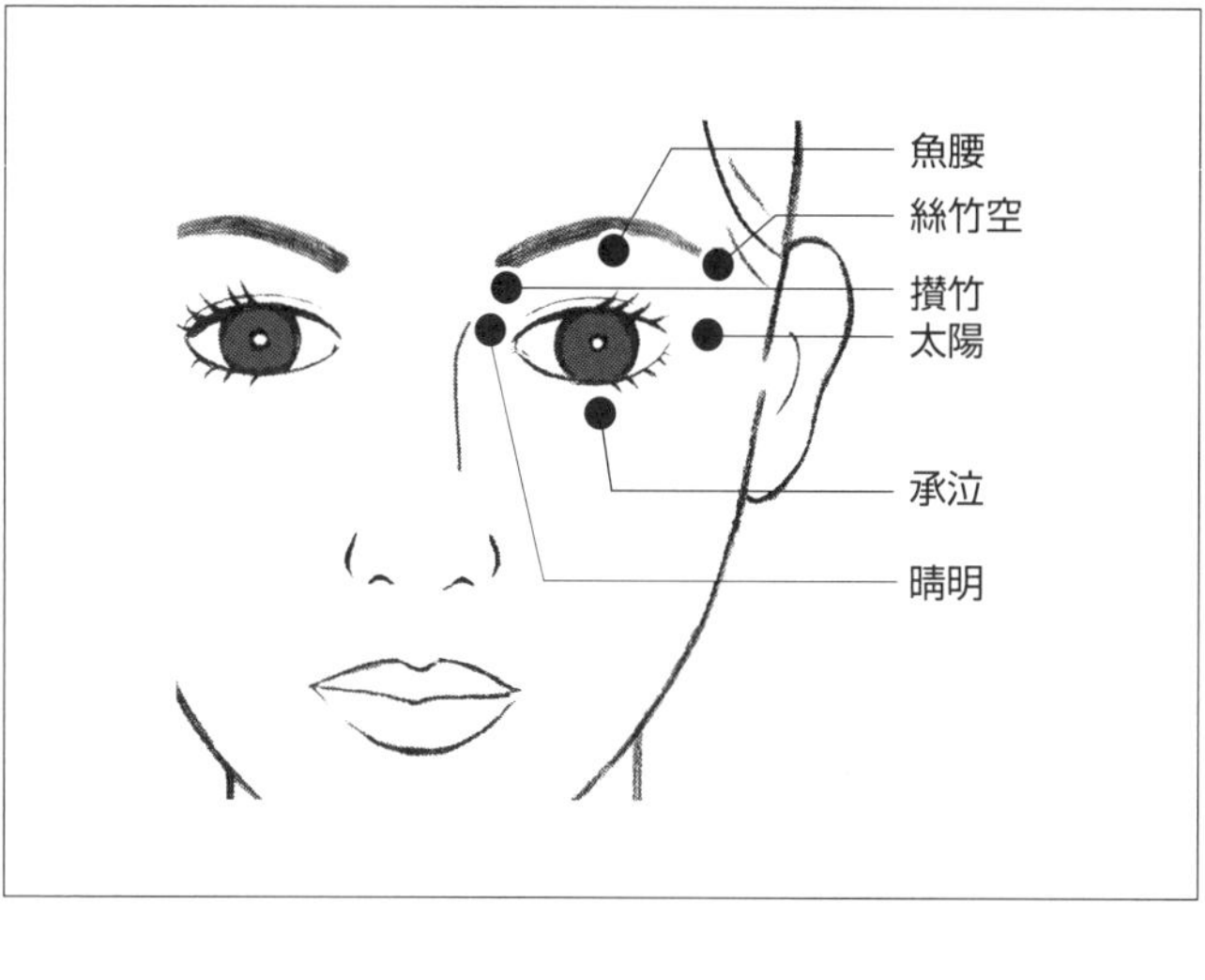

◉目がピクピクしたら

手のひらのツボ

目が疲れて、まぶたがピクピクした経験がある人は少なくないだろう。ここまでくると、相当なお疲れサインだ。そんなときは、

●手のひらにある「少府《しょうふ》」というツボを刺激する。

手のひらの薬指と小指のあいだの付け根から二センチくらい下のところにあるツボだが、反対の手の親指と人差し指で、手のひらと手の甲の両方からはさんでもむようにすると効き目がアップする。これを四～五回くり返そう。

首のツボ

首のツボも効果的だ。

●耳たぶの後ろにあるあごの骨の後ろのくぼみを「翳風《えいふう》」というが、そこにそれぞれ両手の中指を当て、「一、二、三」で息を吐きながら押し、「四、五、六」で息を吸いながら力を抜く。これを五～六回くり返す。

◉目の奥が痛くなったら

足の指を押す

あまりにも目を酷使すると、目の奥が痛くなることがある。ここまでくると、目だけではなく首や肩、背中などにもこりが広がっていることが多い。
そんなときは、足のツボ押しをしよう。

- **足の甲全体をもみほぐしてから、足の裏の人差し指と中指の付け根にあるツボをグイグイ押す。**
- **ツボは痛い目と反対側の足にあるので、右目なら左足を、左目なら右足を押す。**
- **押したあとは、また全体をもんでおく。**

こうすると、緊張がほぐれて寝ると回復しやすくなる。

手の指を押す

- **手の甲の薬指と小指のあいだの付け根にあるツボを「液門《えきもん》」というが、そこを反対側の手の親指と人差し指ではさむ。**

●「一、二、三」と数えながら力を加え、「四、五、六」で力を抜く。これを五～六回行う。反対側の手も同様に。

目のケア、ここに注意！

◉目を水で洗ってはいけない！

ウォシュレットを例に出すまでもないが、日本人は洗うことが大好き。でも、目はやたらに洗ってはいけない。目は涙で目の表面を洗っているので、水道水などでむやみに洗うと、涙に含まれる角膜を保護する成分も洗い流してしまうのだ。そうすると、かえってドライアイを引き起こしたり、角膜に傷をつけてしまったり、細菌に感染しやすくなりかねない。

眼球は肌ではなく粘膜で、敏感なところ。洗う場合は専用液を使うことをすすめるが、それも眼科医などに相談したうえで行ったほうがいい。

◉正しい目薬ってどういうの？

目薬で疲れ目をケアするのはいいのだが、目薬にもいろいろな種類があるので、なんとなく適当に買ってはいけない。

一般的な疲れ目にはビタミン成分が入っているものが効果的だ。目のかすみにはビタミンE、充血にはビタミンB群といったように、症状を把握してきちんと選ぼう。

また、市販の目薬には防腐剤も入っているので、使用期限にも気をつけたい。望ましいのは、やはり医師や薬剤師に相談して症状に合った目薬を使うことだ。

◉目薬はさしすぎてはダメ

目薬をさすとスーッとして気持ちいいが、あまりひんぱんにさすと刺激がありすぎて、逆にまぶたなど皮膚炎を起こしかねない。目薬のさし方にもコツがある。効果的に使うために、次のようなポイントを守ろう。

●さす回数は指示に従い、一回に一滴ずつで十分。
●目薬がまつげに触れないようにする。
●点眼したあとはパチパチまばたきしないで、しばらく目を閉じておく。
●目薬をさしたら、目頭より下の部分をしばらく鼻のほうに指で押す。こうすると、目薬が鼻のほうに流れにくくなる。

◉お酒とタバコは目には迷惑

健康に良くない代表として矢面に立たされるお酒とタバコだが、アルコールやタバコは目にもマイナスだ。

お酒をたくさん飲むと喉が乾くが、目も同じ。乾いてしまうのだ。また、煙草の煙が目に入ると涙でそれを洗い流そうとするのだが、とくにドライアイの場合は涙の分泌が少なくなっているので目にダメージを与えてしまう。

だから、目が疲れたなと思ったらお酒も煙草も極力控え、とるとしてもほどほどを心がけよう。

◉エアコンには加湿器が欠かせない

夏と冬はエアコンをつけっぱなしにしていることが多い。そうすると、空気が乾燥して風邪をひきやすくなるので加湿器を置くといいといわれるが、それは目にとってもまったく同じこと。空気が乾燥していると、涙が蒸発して目が乾いてしまうのだ。

快適な湿度というのは五〇～六〇％だが、エアコンをつけっぱなしにしていると二〇～四〇％になってしまう。目にやさしい湿度を保つために、加湿器は常備したい。

◉ドライアイはアイメークにも落とし穴が

ドライアイになる人の九割は女性といわれる。マスカラやアイシャドウなどの化粧品による弊害が大きいのだ。

ドライアイは目の水分不足のように思われがちだが、

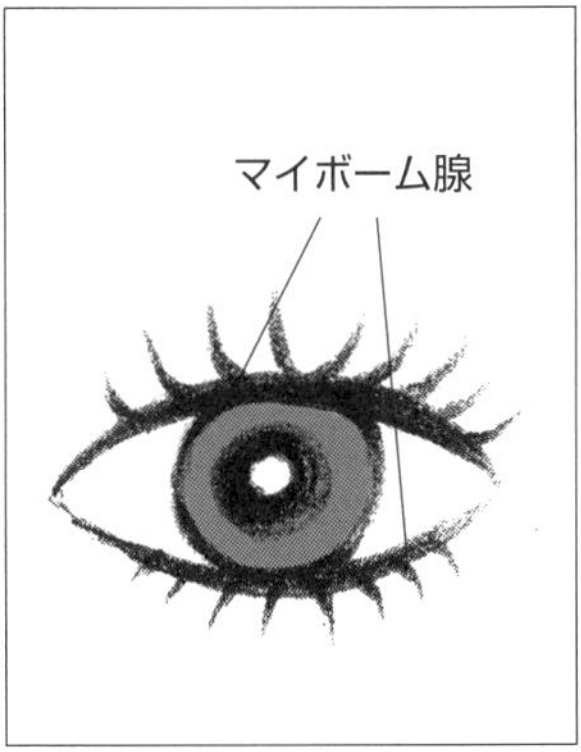

ほとんどは油分不足。涙の油分は、まぶたの縁にあるマイボーム腺というところから分泌されているのだが、ここが化粧品の油分で詰まってしまうのだ。

おしゃれは大事。でも、アイラインを引くときやマスカラを塗るときに、目の縁ギリギリにするのは目をいじめることになるので気をつけよう。そして、家に帰ったら化粧はしっかり落とすことが大事だ。

強い目、若い目にするコツ

●目のアンチエイジングには、遠くを見て

よく目の悪い人は遠くを見るといいといわれるが、近くのものを見ることが圧倒的に多い現代人にとっては、遠くを見ることは例外なく大切なことに違いない。

しかし、ただボ～ッと眺めているだけでは効果はない。樹木やビルなど、目標物をはっきり定めて初めて効果は出る。

ものを見るときは、カメラのレンズの役目を果たす水晶体が厚みを変化させてピントを合わせている。この水晶体の収縮に関わる毛様体という筋肉を鍛えれば、ピント調整もスムーズになるし、加齢による衰えも緩和することができるのだ。

①人差し指を目から一五センチくらい離して立て、両目の焦点を合わせる。
②指先を見つめたまま、一〇秒以上かけてゆっくり遠ざける。
③指先の向こうにある、遠くの目標物を決める。
④指先に焦点を合わせる。
⑤次に、目標物に焦点を合わせる。
⑥④と⑤を交互に三〇回くらいくり返す。

最初は朝だけでいいが、一日三回くらいやるといい。二カ月くらいで、焦点を結ぶ距離が伸びてくる。

◉目玉運動で目の血流を良くする

体と同じで、目の筋肉も鍛えておかないと血流が悪くなってしまう。

体内に取り入れられた酸素の二〇％は脳と目で使うのだそうだが、目の血流が悪くなるということは、酸素が行き渡らず、さまざまなトラブルに見舞われる可能性が高くなってしまうということ。

そこでおすすめしたいのが、ギュッと強く目を閉じたまま眼球だけを上下左右に動かす〝目玉運動〟だ。眼球には六本の外眼筋という筋肉がついているが、これを鍛えて運動不足を解消することで、血流障害も防ぐことができるのだ。

●両目をギュッと強くつぶる↓目をつぶったまま眼球を上げて上を見る感じに↓右を見る↓左を見る↓右上を見る↓左下を見る↓左上を見る↓右下を見る

それぞれ一つの動作につき一〇秒くらいはキープしよう。

この目玉運動は、一日に何回やってもＯＫだ。

◉視界を広げて目を鍛える

外にいるとき、漠然と風景を眺めているのではもったいない。できるだけ視界を広げて、たくさんのものを見るようにしよう。たくさんのものを一回で見ることができるようになれば、目も素早い反応ができるようになる。

歩いているときはできるだけ目を広げ、電車に乗ったら、遠くの看板の文字を読み取るなど動体視力を養うと、パソコンのスクロールなどのときにも耐えられる目になる。

疲れ目に効く食べ物はコレ！

◉ブルーベリーやぶどうは〝視力の果実〟

ちょっとむずかしい話になるが、目の網膜にはロドプシンという色素体があって、これが光の刺激を受けると分解され、またすぐに再合成されるというのをくり返している。このくり返しにより、脳に情報が伝達されてものが見えるのだが、目を酷使しているとロドプシンの再合成がうまくいかなくなり、ものが見えにくくなる。また、加齢によってロドプシンは減少していく。

そんなときは、ブルーベリーやぶどうに含まれているアントシアニンをとるとロドプシンの再合成が活性化され、疲れ目の予防や改善に効力を発揮するのだ。アントシアニンは紫色の色素で、抗酸化物質として有名なポリフェノールの一種。ブルーベリーやぶどうのほかに、黒豆やシソ、赤ワインにも含まれている。

ただ、アントシアニンには摂取後四時間で効き目が表れるという即効性があるが、二四時間しか持続しないので、一度にたくさん摂取するのではなく毎日とりつづけることが理想だ。

◉目に効くコラーゲン（煮魚の煮こごり・牛スジ・鶏の手羽先・うなぎ）をとる

コラーゲンは美肌効果でよく知られているが、もともと細胞を活性化させ老化防止に役立つもの。そして、目の水晶体や角膜などの主成分がこのコラーゲンなのだ。

そこで目が疲れたなと思ったら、煮魚の煮こごりなどコラーゲンそのものをとろう。ただ、体のなかでコラーゲンをつくるときにはビタミンCが欠かせないので、一緒にとるようにしよう。

ほかにも牛スジや鶏の手羽先、鶏皮、シャケ、うなぎなどにコラーゲンは多く含まれている。

◉疲れ目には、ビタミンA（ニンジン・トマト・カボチャ・ホウレン草）を

目の疲れには、粘膜を正常に保つ働きをもっているビタミンAが効く。ビタミンAといえば、大きくは動物性食品に含まれるレチノールと、体内に摂取されて初めてビタミンAに変換される（正確にはプロビタミンA）βカロテンの二種類があるので、まずはβカロテンから見ていこう。

βカロテンは黄色や赤色の元になるもので、とくにニンジンやトマト、カボチャ、そしてホウレン草やニラなどの緑黄色野菜、柑橘系の果物や緑茶などに多く含まれている。

そして、このβカロテンは生よりもゆでるほうが、ゆでるよりも油と一緒に調理したほうが体内に吸収されやすいのだ。油と一緒にこれらの野菜を食べると、体内で必要なだけビタミンAに変換してくれるという。

バターで炒めてニンジングラッセにしてもいいし、それをスープに入れてもいいし、野菜炒めにたっぷり入れるのもおすすめだ。

◉レチノールが多く含まれる食材（レバー・うなぎ・魚）

次に、レチノールが含まれる食べ物は何かと見ていくと、レバー、うなぎ、魚などである。

ただし、レチノールはとりすぎると体内に蓄積され、頭痛やめまいなど過剰症を起こすことがあるので〝適度に〟が肝心。

◉ビタミンAと同様、ビタミンB（豚肉・貝類・卵・牛乳・レバー・チーズ・うなぎ）も

ビタミンBは網膜組織の生成に欠かせない栄養素。とくにビタミンB_1は視神経の働きを強化し、ビタミンB_{12}は視力を増強させる働きをもっている。

ビタミンB_1は豚肉や貝類、卵、大豆、緑黄色野菜などに含まれるものだが、この栄養素は糖分代謝のためにも使われるので、糖分をとりすぎると目に回ってこなくなる。そうすると視神経炎が起こりやすくなるので、目のためにも糖分のとりすぎには注意しよう。

またビタミンB_{12}は牛乳、レバー、チーズ、うなぎ、肉類などに含まれているが、体内に蓄積されないので、毎日補給することが必要だ。

◉カルシウム（乳製品・大豆・ごま・海藻・小魚）も視力低下を防ぐ

また、眼球を丸く保ち視力を維持するにはカルシウムが重要になってくる。眼球を丸く保つためには、強膜という眼球のいちばん外側にある膜を正常な弾力にしておかなくてはいけないが、その役割をカルシウムが担っているのだ。だから、カルシウムをとれば視力低下も防げるというわけ。

カルシウムを多く含むものといえば、よく知られているように乳製品や大豆、ごま、海藻、小魚などである。

ただ、ここでひとつ注意しなければいけないことがある。白砂糖をとりすぎない、ということだ。白砂糖は体内でカルシウムを分解してしまうので、なるべく控えめにしよう。

◉緑黄色野菜（ホウレン草・ブロッコリー・トマト）でルテインをとろう

目の水晶体や網膜には、色素の一種であるルテインという物質があり、日々浴びてしまう紫外線から水晶体や網膜を守っている。さらに、光による酸化ダメージを緩和する役割も果たしてくれている。

しかし、年齢を重ねるごとにルテインは減少してしまい、それが眼病の一因にもなることから、食べ物から摂取することが大事になってくる。

では、ルテインを多く含む食べ物は何かといえば、ほうれん草やブロッコリー、トマト、青汁で知られるケールなどの緑黄色野菜だ。これらを毎日の食事にうまく取り入れたい。

◉青魚を食べよう

昔から〝青魚は目に良い〟といわれるが、これはＤＨＡ（ドコサヘキサエン酸）がとれるため。マグロやサンマ、ブリなどの脂に多く含まれるＤＨＡは記憶力を高めるなど、頭が良くなる栄養素としてブームになったことがあるが、視神経や網膜を作る材料のようなものなので、目も元気にしてくれるのだ。実際、ＤＨＡが不足すると視力が低下することがわかっている。

日本人の食生活は昔は魚が中心だったが、肉食が増えるなど大きく変化したため、ＤＨＡが不足しがちになっているのが現状だ。ふだんから意識して青魚、それから同じくＤＨＡが豊富なイカやタコ、海藻もとるようにしよう。

● 黒酢

疲れ目の原因のひとつに血行不良があるが、それには黒酢が効く。

黒酢には血液を浄化する作用があるが、血液がサラサラになれば目の毛細血管に血液が行き渡るので、疲れ目はもちろん、肩こりなども改善される。

◉目に良い食べ物は「まごわやさしい」

結局、心身はすべてバランスが大事なのである。目に良い食事も同じで、〝規則正しくバランスよく〟が鉄則だ。バランスで覚えておきたいのは、「まごわやさしい」というキーワード。つまり、次をまんべんなくとることを心がけよう。

- **ま**＝豆、大豆など／タンパク質やマグネシウムを摂取
- **ご**＝ごま、ナッツやクルミなど／不飽和脂肪酸、ビタミンEを摂取
- **わ**＝ワカメ、昆布や海苔、海藻など／ヨードやカルシウムを摂取
- **や**＝野菜／βカロテン、ビタミンCを摂取
- **さ**＝魚／タンパク質、DHAなどオメガ3脂肪、亜鉛を摂取
- **し**＝シイタケ、きのこ類など／多糖類、食物繊維を摂取
- **い**＝イモ／食物繊維、炭水化物を摂取

第4章

首・肩の疲れをとる裏ワザ

首の疲れ解消法

◉正しい姿勢を保つワザ

首筋が張って痛い、肩こりがひどい。その原因は、無理な姿勢や猫背からくるもの、運動不足による血行不良、ストレスによる緊張など、さまざまだ。そんなこりを改善する最短方法は、正しい姿勢を保つことにある。

お風呂上がりなどに、横向きの姿勢を鏡に映して全身をチェックすることから始めたい。まずは、頭をまっすぐに立てて、背筋を伸ばして立つ。耳、肩、体幹の中心、太ももの付け根が一直線上に並ぶのが理想型。姿勢をチェックしながら、お腹を凹ませたり膨らませたりしてみよう。お腹を凹ませるときは、腹横筋というお腹のいちばん奥にある腹筋が働くため、お腹も引き締まってくる。

猫背で前屈みになったり、崩れた姿勢を続けていると、筋肉疲労を起こしやすくなり、肩こりや首こりの元凶となる。

◉首筋をほぐすストレッチ

およそ四キロの重さの頭を支えるのだから、首の筋肉にはつねに負荷がかかっている。負担がかかった筋肉はいつも縮みっぱなしとなり、まわりの血管を圧迫してどうしても血液の流れが悪くなりがちだ。

首の疲れを感じたら、首の筋肉を伸ばして血行を促すストレッチをこまめにやってみよう。

①首を大きくひねって一〇秒キープ。左右それぞれ三回くり返す。

②組み合わせた両手の甲にあごを当てて、あごを押しながら頭をうしろへそらす。

そのまま一〇秒キープして、同じ動きを三回くり返す。

一連の動作はゆっくり行うことが肝心。仕事の合間にもできる首筋ストレッチだ。

◉頭の上に本をのせて姿勢矯正エクササイズ

頭の上に本をのせて歩くのは、姿勢矯正エクササイズの一つだが、これも首や肩のこりや痛みを防ぐ有効策だ。

本が落ちないようにするには、頭をまっすぐに立てなければいけない。首で支えていないと、頭に本を乗せることはできても、歩き始めたとたんに、本が落ちてしまうはず。

最初は文庫本や新書本のように軽い本を乗せて、一分ほど歩くことから始めよう。首で頭をまっすぐに支える習慣が身につけば、自然に首の筋肉が鍛えられて、首こり肩こりから解放される日も近い。

◉首の歪みを正すゴロ寝のススメ

休日に、寝転がってテレビを見たり、手枕でソファに横になったり。至福のリラックスタイムと思いがちだが、こんな姿勢が首を歪ませる元になる。

夜寝るときのうつぶせや横向きの癖も、じつは首の骨や頭蓋骨に負担をかけている。不自然な姿勢によって体の左右のバランスが崩れると、首や腰に歪みが生じて、肩こり、頭痛、耳鳴りなどの不快症状に悩まされることになってしまう。そこで、首の歪みを正すゴロ寝を紹介しよう。

①首の歪みを治すには、フローリングなどの硬い床の上で、あおむけでゴロ寝をする。

②枕は使わず、バスタオルを直径五センチ程度になるようにくるくる巻いて首の下に敷き、五分間あおむけになる。

③この場合のポイントは、首から腰まで一直線になるように、まっすぐな体の中心を意識することだ。

④足はやや開き気味に、腕は体の横に自然に置いて、全身をリラックスさせる。

毎日続けるだけで、首の歪みが原因の頭痛や肩こりはなくなっていくはずだ。

◉日本舞踊の「三つ振り」の仕草で首こり解消

いろいろストレッチを心がけていても、首の運動は意外と忘れがち。じつはお辞儀をするだけでも首の運動になるというが、ストレッチは効果を把握した上で行えば、こりの解消もずっと早くなる。

ここでは、日本舞踊の基本稽古のひとつである**「三つ振り」**を紹介しよう。

①顔を正面から右に向ける。

②顔を正面に戻して、頭を左に傾ける。

③逆側の右に傾けてから、まっすぐ正面に顔を戻す。

この動きを三回くり返すだけ。首筋を痛めないように、ゆっくり行うこと。

首の筋肉の緊張をほぐして、血行が良くなり、首こり解消につながる。

首・肩の痛みをとる裏ワザ

◉首の痛みに効くストレッチのコツ

日本人の四人中三人は、首筋や肩にこりや痛みを感じているという。肩や首筋には末梢神経が集中している。大事な場所にトラブルが生じれば、全身に影響が出てくるのは当然だ。

慢性的な運動不足や、パソコンや事務仕事によるデスクワークなど、意識しないでいると、たちまち筋肉がこり固まってしまう。

首筋を伸ばして筋肉をほぐす、ストレッチを紹介しよう。

首の横を伸ばす

●イスに座って背筋を伸ばし、顔は正面に向けたまま片手を頭の側面にのせる。

●そのままゆっくりと頭を横に倒す。この動きを左右交互に行う。

このとき、頭に乗せた手と反対側の手を、しっかり伸ばすのがポイント。首と肩の筋肉を連動させてほぐすことができるからだ。

首のうしろを左右を伸ばす

背筋を伸ばしたまま、片手で頭のうしろを持ち、斜め前方向にゆっくり倒す。

このときも、反対側の手はしっかり伸ばし、背中を丸めないこと。

両手で首のうしろを伸ばす

背筋を伸ばしたまま両手で頭を抱え、前にゆっくり倒す。

脇を締めて行うのがコツで、脇を開くとストレッチの効果が半減する。

◉サトイモの解熱効果で炎症ストップ

肩に急な痛みが出たときは、筋肉が炎症を起こしている証拠。こりの急性症状が出た場合は、まず患部を冷やすことが先決だ。

痛みと熱をとる昔ながらの冷湿布が、サトイモ療法だ。昔から「イモ薬」と呼ばれるほど、解熱や解毒作用の効能で知られている。

作り方は簡単だ。

●皮をむいてすりおろし、サトイモと同量の小麦粉をよく練りあわせて、耳たぶくらいのかたさになったらガーゼで包んで患部にのせる。

●サトイモの一割程度の量のショウガをおろして加えると、さらに効きめがアップする。

有効時間は四時間ほど。嫌な臭いがしてきたら、すぐに新しいものと取り替えよう。稀にかぶれたりするケースもあるので、その場合は患部にゴマ油を塗ってから貼るといい。

◉梅干し絆創膏で肩の痛みをとる

ピンポイントでコリコリをほぐすなら、梅干し絆創膏でも間に合う。

●梅干しの果肉をほぐして少量の小麦粉を練りあわせ、絆創膏に塗って肩に貼る。
●痛みの範囲が広いときは、ガーゼに伸ばして患部に貼りつけるといい。

梅干しに含まれるクエン酸には、筋肉のこりの原因となる乳酸の分解を早める効果があるからだ。

また、梅干しにはアスピリンに似た働きをもつ成分が含まれているため、頭痛のときにも役立つ。

◉寝違えた！　と思ったらこめかみプッシュ

朝、ベッドから起き上がろうとしたら、首筋に激痛が！　こんな急性の頸部痛を伴う「寝違え」は、だれでも覚えがあるはず。寝ているときの無理な姿勢が原因だったり、強い精神的ストレスがかかったり、疲れすぎていたり、寝違えの症状が起きる理由は一つではない。

首が動かせなければ、着替えもできず、会社へも行けない。

寝違えた！　と思ったら、ベッドで寝たまま、次の動作を行ってみよう。

①首を両側に傾けてみて、どちらの首筋が痛いか確認する。

②頭を垂直に戻して、左の首筋が痛む場合は、左手の指を左のこめかみに当てる（右の首筋が痛いなら、右手で右のこめかみに）。

③指と頭を均等の力で押し合い、四秒静止。

④首の力をゆっくり抜く。

①～④の手順を四セットくり返す。左右両方をやる必要はなく、痛みのあるどちらか一方をやるだけでいい。

この動作で症状が改善できなかったら、次のステップに進もう。

◉寝違えた！　と思ったら温冷刺激

首を動かそうとするだけで痛みがあるような炎症を起こしているケースは、冷湿布を行う。筋肉をほぐそうとマッサージをしたり、血行を良くしようとして温湿布をするのは、間違った対処法。炎症のある患部を温めたら、さらに悪化してしまう。

●一〇分ほど痛めた部位を冷湿布して、一〇分外して、再び一〇分冷ます。

これで、会社に行ける程度には、回復するはずだ。

●二日ほど経って炎症が治まったと感じたら、ホットタオルで温める。

マッサージやストレッチを行うのは、それからだ。

深刻な病気が隠れている可能性もあるので、痛みが強かったり長引く場合は整形外科へ相談を。

首・肩の血行を良くする簡単温湿布

◉焼き塩の温湿布で血流を改善

肩がこるのは、肩や首まわりの筋肉が緊張して固まったために疲労物質がたまり、血流が滞ってしまうために起きる症状だ。

つまり、慢性的な肩こりを解消するには、まずは患部を温めて血流を改善するのが早道。薬局やドラッグストアで温湿布も売られているけれど、昔ながらの「焼き塩湿布」でも十分効果が得られる。

一度熱すると冷めにくい焼き塩は、温湿布効果が持続しやすいために、昔から腰の痛みなどにも利用されている方法だ。

焼き塩湿布のつくり方は、

①フライパンで塩を弱火でから炒りする。

②一〇分ほど炒って軽く色づいてきたら、手ぬぐいなどで包む。

③塩がこぼれないように輪ゴムで縛り、肩に当てる。

使用するのは、天然塩が望ましい。塩が冷めてきたら炒り直して、くり返し使用できるのもうれしい。

◉ショウガ汁入りホットタオルで温湿布

パンパンに張った肩を蒸しタオルで温めて血行改善を促す方法もある。

●濡らしたタオルをよく絞ってビニール袋に入れ、電子レンジで一分ほど温める。

●熱々のタオルを肩や首筋に当てて、ゆっくり時間をかけて温めることで、筋肉がほぐされ、血行が良くなる。

●このとき、ショウガのしぼり汁を入れた「生姜湯」に浸したタオルで温めるのが、血行促進効果をさらに高める裏ワザだ。

ショウガの香りや辛味に含まれるジンゲロールと熱によって変化したショウガオールには、血行改善・促進作用があり、温湿布効果をさらに高めてくれる。

◉温熱効果が長続きするホットパックで肩こり解消

ホットタオルより温熱効果が持続するホットパックも、血管を広げて血流を良くするために役立つアイテムだ。

紙オムツを使ってつくる、こんな裏ワザも。

①紙オムツに入っている高分子吸収体（粉）をほぐして、チャック付きビニール袋に入れる。
②ビニール袋の中に水を入れて、ゼリー状になるまで待つ。
③空気を抜くようにしてチャックを閉じ、電子レンジで二〜三分加熱する。
④タオルで包んだホットパックを肩や首筋に当てて、ゆっくり温める。

◉痛みを和らげるドライヤー温熱療法

朝起きたら、いつにも増して肩や首の周りが張っていて、気分もどんより。慢性的な肩こりでツライと感じたときは、ドライヤーを使って応急処置を施そう。

●ドライヤーを「弱」にして、痛みのある部分に温風を当てる。このとき、温風が一点に集中しないように、首や肩から全体に円を描くようにドライヤーを動かしながら温めるのがコツだ。

●また、直接温風をかけずに、蒸しタオルを肩に当てて、その上からドライヤーをかける方法もある。

効果がすぐ出る首こり・肩こり解消裏ワザ

◉挟む指を使い分ける、洗濯バサミのツボ刺激

家事が一段落したら、ひと休みしながら肩こりを解消しよう。ツボの場所がわからなくても、指先を洗濯バサミで挟むだけで肩がラクになるというびっくりワザ。それが、洗濯バサミを使ったツボ刺激だ。

ただし、肩こりのタイプによって、挟む指先を変えるのがミソ。

症状ごとに効きめが違うそれぞれのツボの場所は、

●**商陽**《しょうよう》……人差し指の爪の生え際（親指側）。
胃腸が弱くて肩がこるという人が、ここを挟む。

●**少商**《しょうしょう》……親指の爪の生え際の外側（人さし指の反対側）。風邪をひいて肩がこるという人は、ここを挟む。

●**関衝**《かんしょう》……薬指の爪の生え際（小指側）。更年期症状で肩がこる人は、ここを挟む。

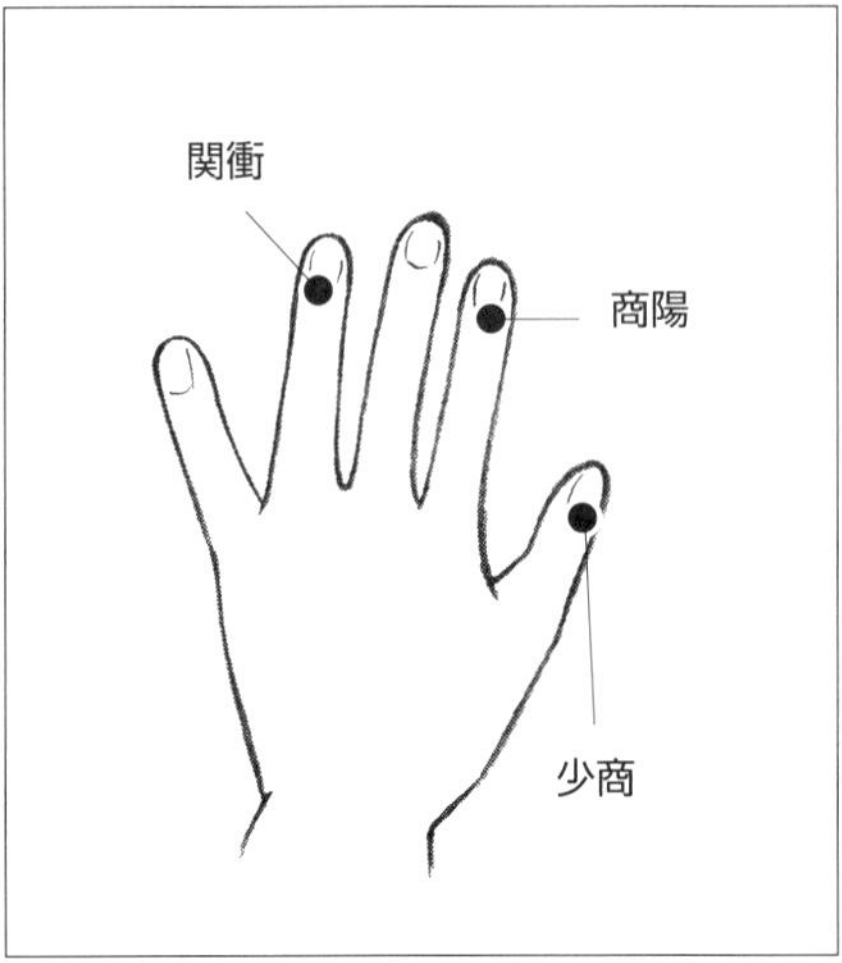

洗濯バサミの形によってかなり痛いので、パチンと軽い刺激を与える程度で十分。爪と指の腹を上下に挟んでもいいが、爪の生え際を両側から挟む方が、より効果が上がる。

◉一粒の米で、こり改善

たった一粒の米が、こりを解消する!?　筋肉を動かす運動点のツボを刺激することで、こりをほぐすというやり方だ。米の硬さ、大きさがツボ刺激に最適なのだ。肩や首のこりに影響する米粒を貼り付ける場所は、**足の親指の裏。親指のつけ根のシワの上の、中央部分**だ。触ると、こりや痛みを感じることもある。

●絆創膏や医療テープにお米を一粒貼りつけ、両足裏の同じ場所に貼る。

夜、お風呂上がりに貼るのが望ましい。

●お米を貼った部分を指で軽く押さえながら、一日三回、足の親指を上下に一〇秒動かすと、米を貼った周辺にも刺激が伝わって、ツボ刺激効果が倍増する。

◉ラップの芯で肩と首のこりをほぐす

重大なテーマの長い会議が終わって身も心もぐったり。そんなときは、首から肩にかけての筋肉が緊張でバリバリになったりするものだ。

夜寝る前に、身近な材料を使ってセルフマッサージを試してみよう。用意するのは、ラップやアルミホイルの芯。

①左の首筋に、芯を軽く押し当てて、芯を転がしながら上下させる。右の首筋も同様に。
②次に、芯を首のうしろに当てて、顔を斜め上に上げていく。芯が骨に当たって痛いと感じたら中止する。
③肩こりが慢性化している人はさらに、芯を左の首筋上部に当てて、顔を斜め上に上げる。気持ちよい刺激を感じる程度の強さと角度で行う。
④次に、芯を当てる位置を少し下げて首のつけ根に当て、同様に行う。右側も同じ手順で。

ラップの芯マッサージで、一日の疲れをとり払おう。

◉足首カイロで首・肩のこりをとる

首筋や肩をカイロで温める方法は、だれでも試しているだろう。でも、これは、一時的に症状を緩和しているに過ぎない。痛みやこりが慢性的になっている場合は、全身の血流が滞っている状態だから、上半身だけでなく下半身も冷えている人が多い。つまり、全身の血流を促して、元から絶たなきゃダメなのだ。

半身浴や足湯と同じように全身を温める効果的な方法が、足首カイロだ。

足首の内側には「腎経《じんけい》」といって、腎の調節に関係する経絡が密集している。ここを温めることで、下半身の血流を促して体の冷えを取り除き、その結果、首や肩、背中の痛みやこりの根本的な解消につなげる方法だ。

●両足の内側のくるぶしの上あたりに、カイロを貼るだけ。

低温やけどをしないように、靴下の上から貼るといい。熱いと感じたら外側に貼りかえてもOKだ。一日六時間を目安に一カ月ほど続ければ、冷え性体質の人でも、徐々に症状が緩和される。

◉首こりに机の角でツボ刺激

こりを改善するツボは、首や肩以外の場所にもある。

●机に向かう作業で長時間同じ姿勢をとり続けて疲れを感じたら、手にある「後渓《こうけい》」のツボを刺激するといい。

このツボは、手を握ったときにできる小指のつけ根のシワの外側にある。

●ツボを机の角に当てて、手を上下左右に動かしながら強めに刺激を加える。

首の痛みだけでなく、腰の痛みや、下腹部の血のめぐりを良くする効果も。座ったまま、一時間に一分程度の割合で、ツボを刺激しよう。

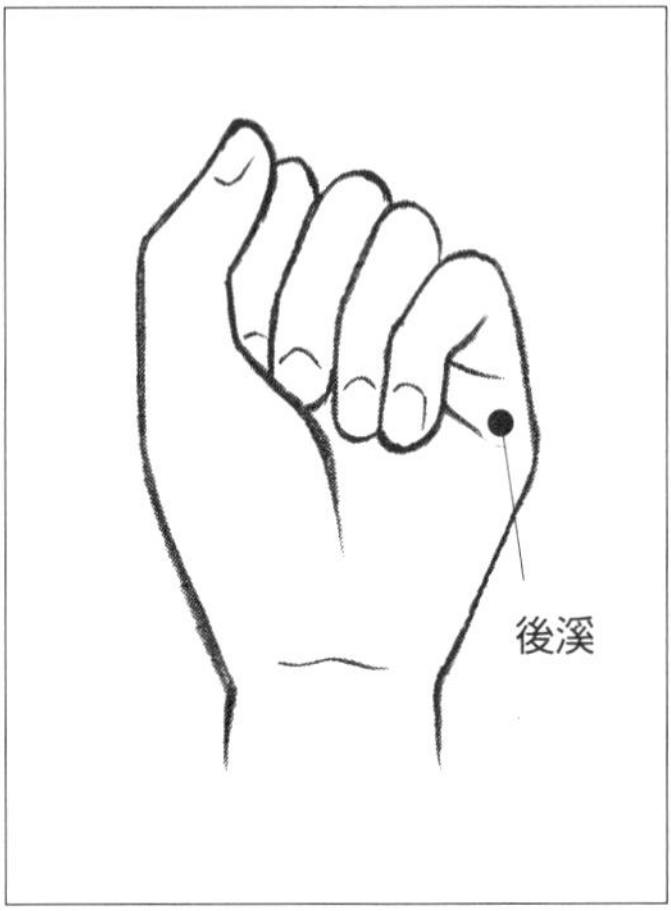

◉たった三分でこりを改善する万能ラジオ体操

いろいろなストレッチを試しても、なかなか効果が出ないし、長続きしない。そんな人には〝究極の全身運動〟といわれるラジオ体操がおすすめだ。たった三分数十秒で、無理なく全身の筋肉を動かせるよう考え抜かれている。

背伸びをしたり、体を回したり、簡単な四肢の動きから始まって、徐々に体の動きを大きくして全身をほぐしていく。四〇〇種類以上もある全身の筋肉を万遍なく効率よく鍛えるように計算された万能ストレッチだ。

長時間パソコンを打ちつづけて首が曲がってしまった人が、毎日、朝昼晩とラジオ体操を行っていたら、すっかり良くなったという実例も。

朝食前に行うのがベストだが、仕事の合間や休憩時間にやってもＯＫ。夜は、交感神経にスイッチを入れないよう、入浴前に行いたい。

肩こりがラクになる簡単ストレッチ

◉「たたく」「もむ」より「押す」に限る

無理な姿勢がつづくと、筋肉の中にある血管が押されて血流が悪くなり、体内の疲労物質や痛み物質などが固まって硬くなる。これが「こり」の原因だが、そこに何らかの刺激を与えると、こりの特効薬となる「カルシトニン遺伝子関連ペプチド」と呼ばれる物質が分泌される。血管を広げて血流量を増やす働きがある。

もんだりたたいたりして刺激すると、その部分の血流が局所的に改善され、こりの症状がやわらぐのはその物質のせいなのだ。

ただし、強過ぎる刺激は逆に、筋肉を痛めてしまうことも。マッサージの翌日、肩が腫れ上がったりするのは、痛みの部分に水がたまる「もみおこし」の状態だ。

だから、筋肉に与える刺激は、ほど良く「気持ちいい」と感じる程度がいい。素人がたたいたりもんだりする場合は、ほどほど「痛くない程度に押す」ことが肝心だ。

◉買い物帰りに、スーパーの袋を上げ下げ

スーパーで買い物をしたときは、二つの袋に分けて持つのが賢い方法。荷物を持ちながら肩を上げ下げして、肩まわりの筋肉を鍛えるのだ。

○両手で袋を持ち、そのままゆっくり肩を持ち上げて一〇秒キープ。そのあと、肩の力を抜きながら、ゆっくり肩甲骨を下げる。

背中の肩甲骨が持ち上がる動きを十分に意識するのがコツだ。
毎日の買い物が、肩こり解消のプチ筋トレに早変わり！

◉四〇秒の弱いストレッチが最大効果

長年の肩こりに悩んで、毎日ストレッチしているのに、全然治らないという人、あなたのストレッチの方法は、間違っている！

血行促進を目的としたストレッチはいろいろあるが、「痛気持ちいい」くらい強めに行うことが良いとされる。じつは、この強めのストレッチを行ったときほど、疲労が増える傾向があるのだ。むしろ、痛みを伴わない程度の弱いストレッチの方が、筋肉の疲労回復には効果があるという。

筋肉を伸ばす時間もポイントで、血流量が最大になるのは一分でも五分でもなく、四〇秒。つまり、筋肉のコリ解消には、弱いストレッチを呼吸を止めずに四〇秒行えば、最大限の効果を得ることができる。

◉ハイヒールが原因の肩こりを治すエクササイズ

男性より女性に肩こりが多いのは、ハイヒールを履くからという説がある。

ハイヒールを履くと、かかとを上げた不自然な状態で直立姿勢を保とうとするために、ひざの関節、腰椎、脊椎まで歪みが生じる。その歪みが、肩や背中の筋肉に緊張を与えているというのだ。合わない靴を履いて肩がこるのも、同じ理由。

合わない靴による肩こりの解消には、腰椎ひねりが効果的だ。

①両ひざ立ちをして、背筋をまっすぐに伸ばし、両手を前方に伸ばす。
②一方の手を大きくうしろに回す。
③うしろに回した手で、かかとに触れる。手を替えて、左右一〇回ずつ行う。

腰椎を回転させながら、肩や背中、腰などの筋肉に心地いい刺激を与えるエクササイズだ。入浴後、体が温まっているときに行えば、効果も倍増する。日頃あまり使っていない筋肉を動かすことが、こり解消に効きめがある。

◉こりによる不快感がスッキリする指圧のツボ

肩や首の筋肉には、体中の神経が集まっているため、こりと一緒に頭痛やめまい、目の疲れなど、さまざまな不快感を伴うことが多い。

自律神経系のバランスが崩れたことによるこりの症状には、ツボ指圧が効果的だ。肩こりに効く主なツボを紹介しよう。

●**肩井《けんせい》**……両肩の、首の根本から肩先までの中央にあるツボ。首を曲げて、反対側の親指で押す。このとき、一方の手のひらでひじを下から押し上げるのがコツ。

●**膏肓《こうこう》**……肩甲骨の内側にあるツボ。第四胸椎のでっぱりの下部分で、背骨から指四本分の外側。

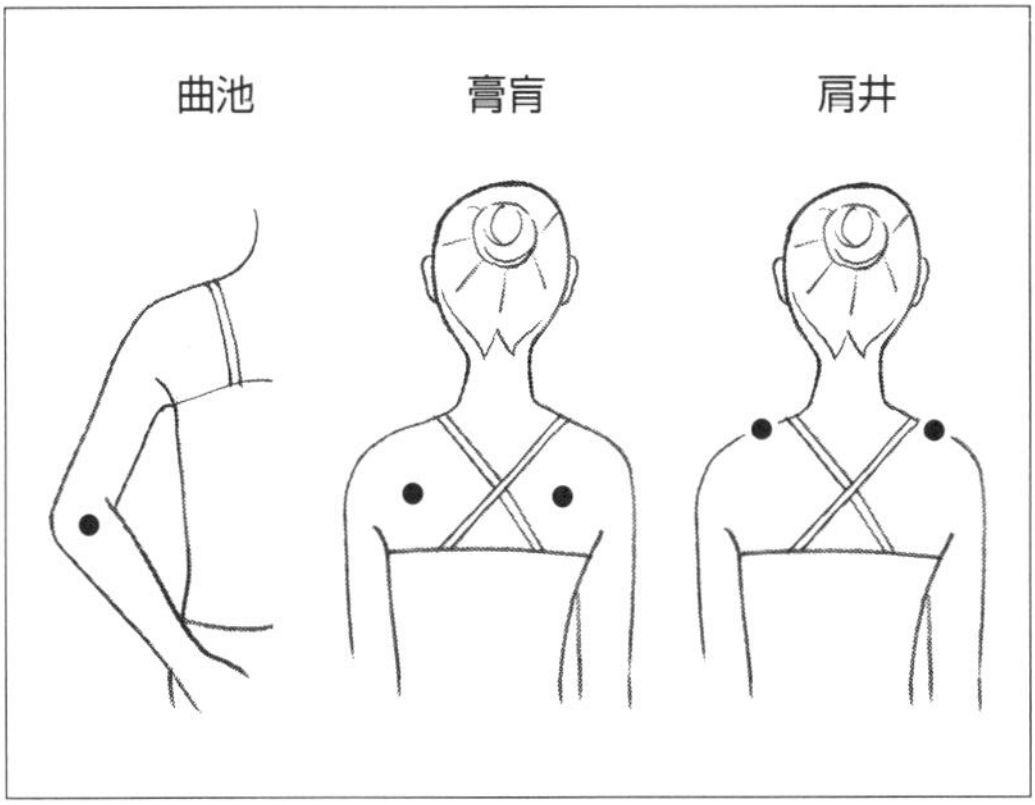

親指を除く四本の指を反対側のツボに当てるのがコツで、小さく押しもみする。もう一方の手のひらで、ひじを下から上に押し上げて行う。

●曲池《きょくち》……ひじを曲げたときにできる横ジワの外端のくぼみ。反対側の親指をツボに当てて、小さく回すようにして押しもむ。

肩こり知らずのラクラク・トレーニング

◉座ったままできる肩ストレッチ

デスクワークの合間に、少しの時間を見つけてできる肩と首を伸ばすストレッチを紹介しよう。

①イスに座ったまま、片方の手をお尻の下に入れる。
②もう片方の手を頭のうしろに当てて、斜め上に引き上げるように引っ張る。
③息を止めずに呼吸しながら四〇秒キープ。終わったら、左右の手を入れ替えて同様に

行う。

無理をせず、動きはゆっくりと行うのがミソ。こまめに行えば、肩こり知らずで快適な毎日が待っている。

◉座ったまま首の姿勢を鍛えるトレーニング

これも、座ったままできる簡単トレーニング。

①イスに座って背筋を伸ばし、両手で組んだ手のひらを額に当てる。
②手に力を入れて、手と頭を押しつけあう。
③組んだ両手を頭のうしろにやり、手のひらの方に頭を押しつける。
④右手のひらを右側頭部に当てて、頭と手を押しあう。左手も同様に。

①～④の動作を、一回五秒ずつ行う。一日一〇回から始めて、二〇～三〇回程度を目標に、徐々に回数を増やしていく。

◉猫背を治す筋肉ストレッチ

デスクワークが多い人や、パソコンに向かう時間が多い人は、どうしても猫背になってしまいがちだ。猫背は、見た目にだらしなさそうな印象を与えるし、肩や首、背中に負担がかかるだけでなく、前屈みになって胃や腸などの内臓を圧迫し、体調不良を引き起こす一因にもなる。

猫背を予防・改善するには、背中の肩甲骨を意識して動かすストレッチをしよう。

①肩の力を抜いた状態で、左右の肩甲骨にグッと力を入れて中央に寄せ、そのまま両方の肩を上げる。

②頭のうしろに両手を持ち上げ、右手で左のひじを頭に向かって押す。このとき右の脇を倒さないように、その姿勢のまま五秒キープ。反対側も同様に行う。

仕事の合間を見つけて、こまめに肩甲骨を動かそう。

◉信号待ちのあいだにアイソメトリック運動

電車や飛行機の中、信号待ちの車の中など、「いつでも、どこでも、だれでも」簡単にできるアイソメトリック運動が、ブームになっている。ダンベルや器具を使わずに筋肉を鍛える〝静かな筋トレ〟だ。

方法もいたって簡単。たとえば、肩まわりの筋肉を鍛えるなら、

①両手を腕の前でカギ型に組み、ひじを張る。力を入れて、左右両方に七秒間引っ張る。

②両手を頭のうしろでカギ型に組み、ひじを張る。力を入れて、左右両方に七秒間引っ張る。

これだけで全身の血行が良くなり、体全体がほわっと温まる。

四十肩・五十肩はこうして防ぐ

◉一日五分の素振りで〝五十肩〟を予防

四〇代から五〇代になると、腕が上がらない、モーレツに肩が痛いという症状があらわれることがある。「四十肩」とも「五十肩」ともいわれる「肩関節周囲炎」だ。肩こりと間違いやすいが、肩こりは首のつけ根の筋肉疲労が原因で、五十肩は肩関節の腱が炎症を起こして痛みが発生する。

痛みは自然に治まることもあるが、そのまま放っておくと大変。ひどいときには、肩の関節が治るまで数年かかることも。

そんな五十肩を防ぐには、肩まわりの筋肉や腱のストレッチが欠かせない。最適な方法が、一日五分の素振り。竹刀がなければ、物差しや丸めた雑誌でもいい。

●軽く肩幅に足を開いて立ち、両手で握った竹刀を振り上げ、振り下ろす動作をくり返す。ポイントは、腕をゆっくり上下させること。

手を頭より高く上げて前に下ろす動きは、肩から首まわりの筋肉をほぐして血流を促進する効果があるため、肩こり改善にも効きめがある。

◉輪ゴム体操でインナーマッスルを強化

五十肩の症状がやや改善してきたら、インナーマッスルの腱板を鍛えて治すトレーニング法を試してみよう。

用意するものは、輪ゴムを数本つないだひも。

●机の上に両ひじをのせて、輪ゴムのひもを左右の手の親指にかける。

●腕が動かないようひじを固定して、一方の腕を内側、外側と左右に水平に動かす。

●片腕ごと、一日二〇～三〇回を目安に。

ポイントは、肩に負担をかけ過ぎないこと。普段はなかなか使う機会がないインナーマッスルを鍛えることで、外側の筋肉とのバランスがとれるようになり、五十肩の改善や肩こり予防につながる簡単トレーニングだ。

◉インナーマッスルを鍛えて五十肩が治る凄ワザ

肩こりがなかなか治らないという人は、肩の内側にあるインナーマッスルが硬くなっているのかもしれない。

五十肩は、肩の表層筋（アウターマッスル）と深層筋（インナーマッスル）のバランスが崩れて関節まわりの筋肉に炎症が起きるのだが、簡単なストレッチでは、なかなかインナーマッスルまで鍛えることはできない。

だが、比較的ラクにできてインナーマッスルにも効果のあるストレッチがある。

①あおむけの状態で両足を肩幅程度に広げ、ひざを直角に曲げて腰を浮かせる。

②そのままの状態で、胸の前で両腕を組み、首と肩で体重を支える。

③ゆっくり上半身を右にひねって、右肩に全体重をかける。右肩を支点にして上半身全体をゴリゴリと動かす。左側も同様に行う。

左右交互に行う動きを一セットとして、一日五セットを目安に。できる範囲で回数は増減して構わないが、頭を十分上に上げて、体重を肩にかけることを心がけること。

アウターマッスルだけでなく、インナーマッスルも一緒にやわらかくすることができて、肩こりもたちまち軽くなる。五十肩予防改善に役立つ凄ワザだ。

◉お風呂で腕ゆらゆら

こちらも、五十肩改善に効果があるインナーマッスル・ストレッチ。湯船の中で、肩の可動域を広げる方法だ。

●まっすぐ腕を前に伸ばして、手首やひじを曲げずに腕を左右にゆらゆらと動かす。

●肩を軸にして、腕を振り子のように動かすのが肝心で、表層筋の三角筋（肩の関節を覆っている筋肉）に力が入らないように注意しよう。

●左右の腕でそれぞれ、一〇回ずつ行う。

ぬるめのお湯で、肩までつかって体が温まってきたところで行うと効果がある。

首・肩の不快感が消える食べ物はコレ！

◉香りの強い春菊のゴマ和えが効く

肩や首がこっているときは、冷えや疲れのためにその部分の血のめぐりが悪くなっている。

血流改善、疲労回復に役立つ食材として注目すべきは、春菊だ。独特な香りの成分には、体内に入るとビタミンB_1の吸収を高め、新陳代謝を盛んにする硫化アリルが含まれている。代謝に必要なビタミンB_1は疲労回復の特効薬。陰干しをして肩こり解消に効く入浴剤として使われるのも、そのためだ。

栄養成分も、βカロテン、ビタミンC、カルシウムなどをバランスよく含んでいる。とくにβカロテンは、体内に入るとビタミンAに変化して、皮膚や粘膜を強化する働きをもつ。ビタミン豊富なゴマと合わせた春菊のゴマ和えは、肩こり解消にもってこいの食材だ。

◉カボチャスープで血流改善

首から肩にかけてこわばっているときは、ビタミンEの豊富な食材がいい。ビタミンEは末梢神経の血液の流れを良くする働きがあるからだ。

おすすめメニューは、ビタミンEたっぷりカボチャのスープ。夏は冷製、冬は温めてもおいしい。レンジで加熱して牛乳を加えて温めるだけだから、調理も簡単。

肩こりだけでなく血管が流れにくくなる動脈硬化も防ぐ。また、ビタミンCを一緒にとると体内の酸化防止にもなるので、さらに栄養効果満点。カボチャ料理には果物を一緒に召し上がれ。

◉焼きショウガ入りドリンク

夜寝るときに靴下を履かないと眠れない。そんな冷え性体質で、肩こりや痛みに悩まされる人が少なくない。体が冷えると血液が固まってドロドロになり、流れにくくなる。その結果、体の中に老廃物が残ってしまい、こりやだるさという症状があらわれるのだ。

冷え性タイプは、まず体温を上げる体質改善が必要。そのための最適な食材がショウガだ。しかも、熱を加えることで効果が倍増する焼きショウガなら、常備食としても使える。

●皮をむかずにすりおろし、アルミホイルを敷いたフライパンで混ぜながら炒める。軽く焦げめがついたら完成だ。

紅茶や緑茶に入れて飲んだり、ビタミンB_1が豊富で疲労回復に役立つ豚のショウガ焼きや煮魚料理にも使える。一日二回、ティースプーン一杯の焼きショウガ入りドリンクは、肩こり体質に効果テキメンだ。

◉柿漬け酢で肩こり解消

柿の学名は「ディオスピロス・カキ」といって、その意味は「神さまがくれた食べ物」。日本最古の健康食材である柿は、ビタミンA・Cがとくに豊富で、ほかにもビタミンK、B_1、B_2、カロテン、タンニン、ミネラルなど多くの成分を含んでいる。

「柿が赤くなれば、医者が青くなる」といわれるほど栄養価が高く、昔から柿の葉が健康茶として使われていたのもうなずける。

フルーツとしてそのまま食べてもいいが、**熟した柿を米酢（柿の倍の分量）に漬けた柿漬け酢**は肩こり解消の万能薬。毎朝おちょこ一杯ずつ飲みつづければ、数カ月で長年の肩こりも消えるはず。

柿のビタミンが血行を促進し、米酢のクエン酸がこりのもとになる乳酸の生成を抑える。効果倍増の組み合わせなのだから。

◉梅干し入りの日の丸弁当で、こり撃退

首から肩にかけて張りを感じるのは、周辺の筋肉がこわばっているからだが、このこわばりは、血中の乳酸が筋肉に入って、乳酸タンパク質が生成されているからだ。

疲労物質と呼ばれる乳酸が筋肉中にたまると、タンパク質と結びついてこりやだるさの原因となる。

この乳酸タンパク質をきれいに取り除く働きのある栄養成分が、クエン酸だ。なかでも梅肉エキスにはレモンの一一・五倍ものクエン酸が含まれている。梅肉エキス特有の成分

であるムメフラールにも、血液の流れを良くする働きがある。

ご飯に梅干しを入れた日の丸弁当は、梅の抗菌作用だけでなく、クエン酸による疲労物質バスター効果もあったのだ。

第5章

手と腕の疲れをとる裏ワザ

PC疲れを解消するコツ

◉手は〝第二の脳〟

よく「手を使うとボケにくい」といわれるが、それもそのはず、手は〝第二の脳〟と呼ばれるくらい、じつに繊細で複雑な動きをする部分。もちろん体じゅうが脳とつながっているのだが、なかでも、手は脳と直結した精密機械のようなものなのだ。

だから手が疲れると、脳からの信号をうまく受け取れず、手だけでなく脳にとってもストレスになる。脳がストレスを受けると自律神経の乱れ、躁うつや循環器系の機能低下にもつながる。さらに、自律神経の乱れは肌にとっても大敵。

つまり、手の疲れは全身の健康と美容に関わる重大事なのだ。手の状態については、日ごろから注意しておこう。

◉キーボードフィンガーの人が急増中

近年、指先から手首にかけての痛みやしびれを訴えるビジネスパーソンが増えている。おもな原因は、パソコンのキーボードの打ちすぎ。

この症状はキーボードフィンガーと呼ばれるが、長時間同じ姿勢で同じ筋肉を酷使することにより、けんしょう炎に似た状態になっているのだ。悪化すると指の関節が変形する、なんてこともあるというからコワイ。

応急処置としては、湿布や保冷剤などで患部を冷やし、手首を軽く上下に動かしたり、手首からひじにかけての筋肉を軽くマッサージするといい。

◉キーボードフィンガーにならないコツ

それでは、キーボードフィンガーにならないためのポイントを挙げていこう。

●指と手首はまっすぐに

手首を上に反らした状態には大きな負荷がかかるので、キーボードを打つときの指と手首はまっすぐに保つことが基本だ。手元にリストパッドを置くといいだろう。

●イスの高さを調整して正しい姿勢を保つ

また、手首の状態には姿勢も大きく関係してくる。背筋を伸ばし、ひじを曲げた角度が九〇〜一〇〇度になるようにすれば、手首によけいな負担をかけずにすむのだ。

つまり、曲げた腕が机に自然に乗るようにするため、自分の座高に合わせてイスの高さを調整しよう。机の高さにもよるが、イスに座ったとき太ももが床と平行になり、足の裏全体が床につくのがベストだ。

●キーボードの位置は真正面に

キーボードは自分の正面にくるよう置かないと、まっすぐな姿勢は保てない。

パソコンの機種にもよるが、右側に数字キーがあるものは左右対称ではないので、「B」のキーが自分の正面にくるように配置しよう。

◉一五分に一度、手首のストレッチをするのが理想

手首と指先だけが上下運動をくり返すパソコン作業は、手首から腕、肩にかけて力が入りつづけている。血行が悪くなって筋肉が萎縮している状態のため、こったり痛くなって当然なのだ。

疲れ目防止のためには、よく〝パソコン作業一時間につき五〜一〇分の休憩を〟といわれるが、手首の場合は、できれば一五分に一度は軽いストレッチやツボ押しをしたほうがいい。三〇秒から一分でいいので、左右の手首を反らしたり、手首やうでのツボを押してほぐしておこう。

このように、こまめなケアをクセにすれば症状を悪化させずにすむので、ぜひおすすめしたい。

手や指の疲れをとるコツ

◉手の疲れは手で治す

各器官とつながる末しょう神経の集中しているところを反射区というが、そこを刺激すると血行が良くなり、新陳代謝が促進され、体が本来もっている自然治癒力を高められるといわれている。手や足は反射区の宝庫だ。ちなみに、ツボは反射区の中にある。そこで

●一方の手でこぶしをつくり、それをもう一方の手のひら全体に押しつけて、ごりごりとマッサージ。これを両手やる。

手には体じゅうのツボがあるので、手のひらをまんべんなくマッサージすれば、手だけでなく、さまざまな器官の活性化につながるので一挙両得だ。

◉手が疲れたら「結んで開いて」

手先など末端に血液や老廃物がたまると手がこってくるのだが、そんなときは、

●手をグーパーグーパーと、「結んで開いて」を一〇回くらいくり返すといい。

それだけでけっこうラクになる。

これをやるときは、肩の力を抜いて。手先が温かくなってきたら、血行が良くなった証拠だ。

◉合掌で、手先の血行を良くする

合掌のポーズも有効だ。このストレッチをすると、手のひらの下から前腕にかけて伸びるので、血行が良くなるのだ。やり方は次のとおり。

①両手を合わせて合掌のポーズをとる。

②手のひらを合わせたまま、一五秒くらいかけて少しずつ下げていく。

③下げていって、手のひらの下が少し開いてしまうところで、五本の指をできるだけ開き一五秒くらい止める。
④元の位置にゆっくりと戻す。

◉「親指湯」でリラックス

指先を押すと爪が白くなるが、これと同じで、指先を酷使するということは指先をうっ血させていることになる。そこで、手も疲れたし頭も疲れた、というときは、まず指専用のマグカップを用意しよう。

そして、マグカップに四五度くらいの熱めの湯を注ぎ、五分間くらい両手の親指をつける。

これだけでじんわりと温まって血行が良くなり、手だけでなく、頭の緊張もほどけてくる。眠気を誘われるかもしれないので、昼休みにどうぞ。

◉指のつけ根の関節を刺激する

指が疲れたときは、普段あまり使わない指のつけ根にあたる第三関節を刺激するとラクになる。

①右手の手のひらの第三関節を机の縁に押し当てて固定する。

②左手の手のひら全体で右手を手前に反らすように押す。

③三秒くらいグッと反らせて、元に戻す。

①～③を左手も同様に行う。これを五～六回くり返すと、第一、第二関節にかかっていた負担も減らすことができ、指全体がリフレッシュできる。

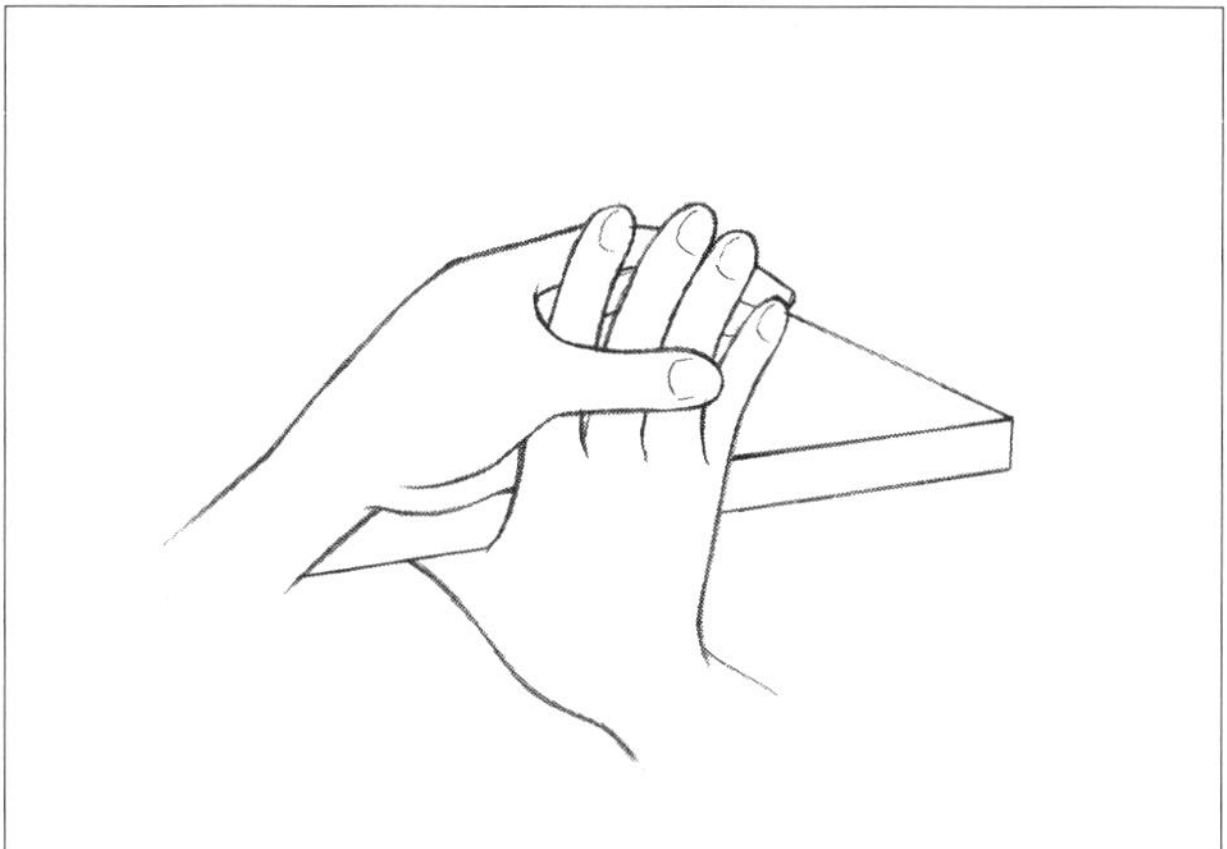

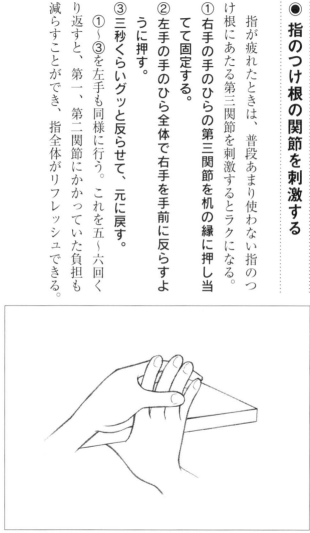

◉指がこったときは、合掌変型ポーズで

指を酷使しすぎて指先の血行が悪くなると指がこる。放っておくと、手首から腕、肩と、こりはどんどん広がっていくのでストレッチをして早めに解消しよう。

①体の前で、両方の手のひらを合わせる。
②手のひらを離し、それぞれ指の腹だけをつけた状態にする。
③五本の指の間隔をできるだけ開き、両手をしっかりと合わせて押し合う。
④その状態を一〇秒くらいキープする。

これはこったときだけでなく、指を強くする訓練にもなる。けんしょう炎予防にも効果があるため、ピアニストなど指や手、腕を使う仕事の人もよくやっているというストレッチだ。

◉指のしびれは指のつけ根を刺激する

指にしびれを感じたら、まずは指のつけ根を刺激してみよう。

●祈りのポーズのように両手を組み合わせるのだが、親指と人差し指のあいだ、人差し指と中指のあいだなど、両手のそれぞれの指のつけ根をぶつけ合うのだ。

するとぶつけ合ったところがぽかぽかしてくるのがわかるが、血行が良くなり、しびれもだんだん緩和してくるはずだ。

このあとに、一方の手をグーにしてもう一方の手のひらを叩くのを追加してもいい。

◉手首が疲れたときのストレッチ

次のストレッチを、左右両方やるのも効果的だ。

①手を突き出し、手のひらが向こうを向くようにし、もう片方の手で手のひらをこちら側に反らせる。反る角度は九〇度が目安だが、痛い場合は無理をせずに。

②次に手のひらがこちらを向くように向きを変え、もう片方の手で手の甲を押す。

◉手首が痛いときは足首を押す

手首を痛めたとき、もちろん手首のツボを押してもいいのだが、足首の、手首の痛い部分と同じ場所を押すと効果が出る。指でやるよりも、ボールペンのキャップなどで押すといい。

場所がよくわからなくても、いろいろ押してみて、痛いところがあれば、そこが押しどころだ。

◉手首がしびれたときのツボ押し

指だけではなく、手首がしびれてきたら関節を痛めている可能性が高い。

そんなときは、

●手首を反らせたときにできるシワのまん中にある「陽池《ようち》」というツボを刺激するといい。

右手が痛むときは、左手の親指でグイグイ押すだけ。

関節の中に指を押し込んで、爪を立てる感じにするといっそう効果的だ。左手が痛いときは、右手の親指を使ってやればＯＫ。

腕やひじの疲れをとるコツ

◉ただもむだけでも効果テキメン

腕が疲れたなと思ったら、上腕（二の腕）と前腕（ひじ〜手首）をマッサージしよう。

●肩からひじにかけて手でグッとつかむ感じでもみ、ひじから手先までも同じようにもむ。同様に反対側の腕も行うのだが、こんな単純なことだけでも効果がある。

●また、腕の外側のひじから指三本分くらい下のところに、腕の疲れをとる「手三里」というツボがあるが、そこをギューッと押しても疲れが和らぐ。

この方法は、しびれにも効く。

◉腕が疲れたらラップの芯でマッサージ

右の前腕を左手で強くつかみ、右手を握ってグーにしてみてほしい。筋肉がピクピク動くのがわかるだろう。このように、普段から腕の筋肉はかなり働いている。ちょっと疲れたなと思ったら、肩こりなどに広がる前にケアしておこう。

そのときに活躍してくれるのが、意外にも、使い終わったラップの芯だ。

①手のひらを上に向け、手首のあたりにラップの芯を軽く押し当てる。

②気持ちいいと感じる強さを保ちながら、手前に転がす。手首から前腕もしくは上腕まで、何度か行き来する。

③次に手のひらを下向きにし、①②と同様に。

これを両方の腕にやると、不思議とスッキリ！

◉腕こりや肩こりには、壁を使う

端から見れば漫画のようだが、腕の疲れに効くので周りにほかの人がいないときにやってほしいのがこれ。肩こりもそうだが、腕の疲れには肩から腕のつけ根あたりにある大胸筋を伸ばすのが効果的だ。

そのやり方は、

●片手を壁や柱について体を支え、前のめりになって思いきり体重をかけるだけ。

こうすると、胸から腕のつけ根にかけて筋肉が伸びる。

壁や柱に手をつく位置だが、上から始めてだんだん下げていくと、さらによくほぐれてラクになる。疲れを感じているのが片方の腕だけだったとしても、左右両方してみよう。

◉腕こりを解消する速攻ワザ

①机かテーブルに腕をのせる。

②もう一方の手で腕全体をもみほぐす。

③次に、もう一方の手をグーの形にしてひじの関節のあいだに入れ、腕をグイッと手前に引き寄せる。

これを左右両方やれば、こった感じがス～ッとラクになるのがわかるはず。

●腕がだるいときは早めにストレッチ

疲れやすい腕の筋肉には、定期的に刺激を与えてほぐしておくことが大事だ。そのためにもストレッチは欠かせない。

①両腕の内側を上に向けた状態で前に突き出す。

②手をグーの形に握り、手首を自分のほうへ曲げられるだけ曲げる。そのまま五～一〇秒キープする。

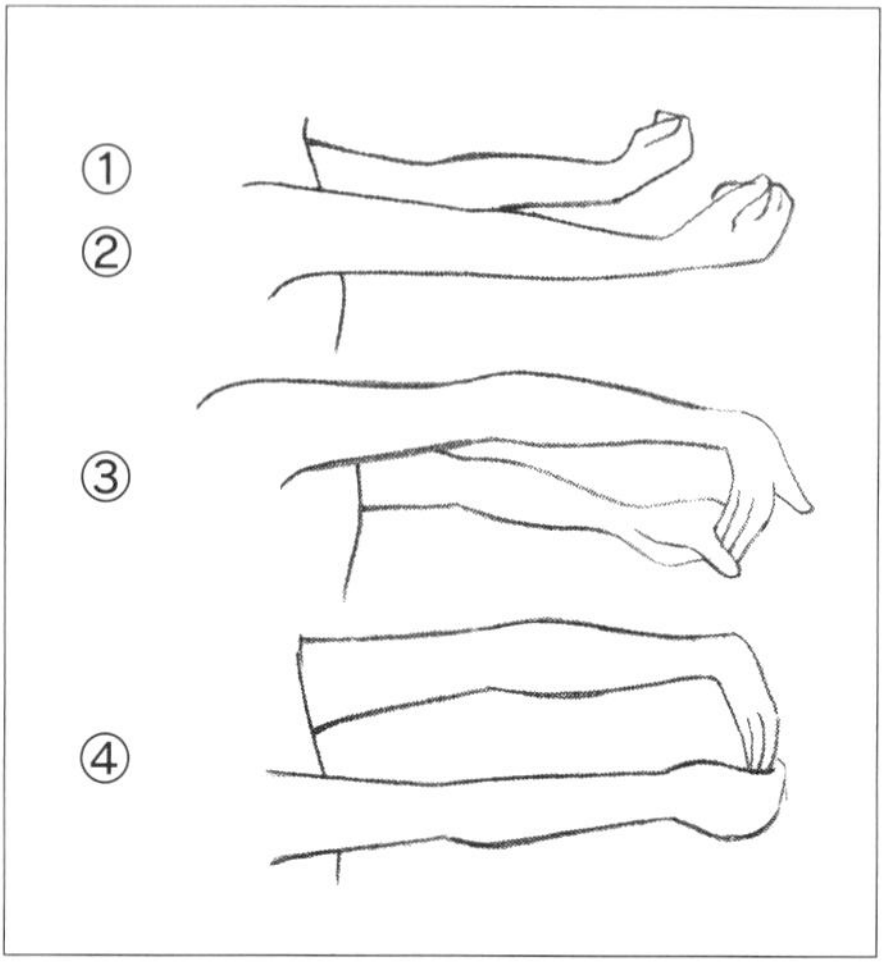

③今度は右手を開いてパーの形にし、左手で右手の指を手前に引っ張る感じで曲げていく。これも五〜一〇秒キープ。
④③と同様、左手も行う。

①〜④を数回くり返すといい。疲れやこりがひどいときは、急激に刺激すると逆にもっと痛めてしまうので、加減を見ながら徐々にやっていこう。

●疲れた腕は手で引っ張る！

腕の疲れを放っておくと、指先にしびれが出ることもあるので、疲れをためないうちに次のストレッチをするのも効果的だ。

①肩と腕を伸ばす。
②右腕を頭の上に上げ、左手で右の手首を頭のうしろからつかんで引っ張る。

つまり、右ひじは直角に曲げてひじから先が床と水平になるよう、ゆっくり伸ばしていくのだ。背筋は伸ばし、腕を引っ張るとき、背中や首をもっていかれないように注意。

③左右の腕を交互に三回ずつくらい行う。

こうすると、血行が良くなってスッキリするはずだ。

◉腕のむくみをとるワザ

こりにも効くが、腕がむくんだら、次のストレッチを試してみよう。

肩甲骨の下あたりにあるリンパ腺が開き、流れが良くなるので、むくみに効果大だ。

①両腕を前にピンと伸ばし、手の甲を上にしてグーの形にする。

②その状態で手首を手前に反らせる。

③両手の薬指と小指だけを立てる（普段あまり使わない指なので、刺激を受けやすいのだ）。

①〜③を一〇回くらいくり返すだけでOK。けっこうキツいが、思いきりやらないと効果はないので、がんばってやろう。

◉腕がむくんだときは、冷たいものは飲まない

体の冷えは新陳代謝を滞らせるが、そうするとむくみも起きやすくなる。そこで、腕にむくみが出たときは冷たいものを飲むのは避け、水も常温のものを飲むようにしよう。

また、筋肉疲労が原因のむくみの場合、筋肉の中に疲労物質である乳酸がたまっているので、これを早く出さなくてはならないが、そのためにはタンパク質の助けが必要になる。

そんなときは、手軽に豆乳などを飲むことをおすすめする。

◉ひじから手首の疲れをとる

同じ動きの手作業を長時間続けていると、指を曲げる筋肉や伸ばす筋肉が疲れてくる。

そうなると手首も固まってしまうので、曲げたり伸ばしたりする指の筋肉がある、前腕のストレッチがおすすめだ。

①右手の指先を手前に向け、手のひら全体を机に押しつける。このとき、手はできるだ

け手前につくようにする。

②左手を右手に乗せて浮かないように押さえる。

③ひじを伸ばしたまま体重をうしろに移動して、ひじから手首までしっかりストレッチする。

それぞれの動作は三〇秒を目安にし、左右とも三回くらいくり返す。

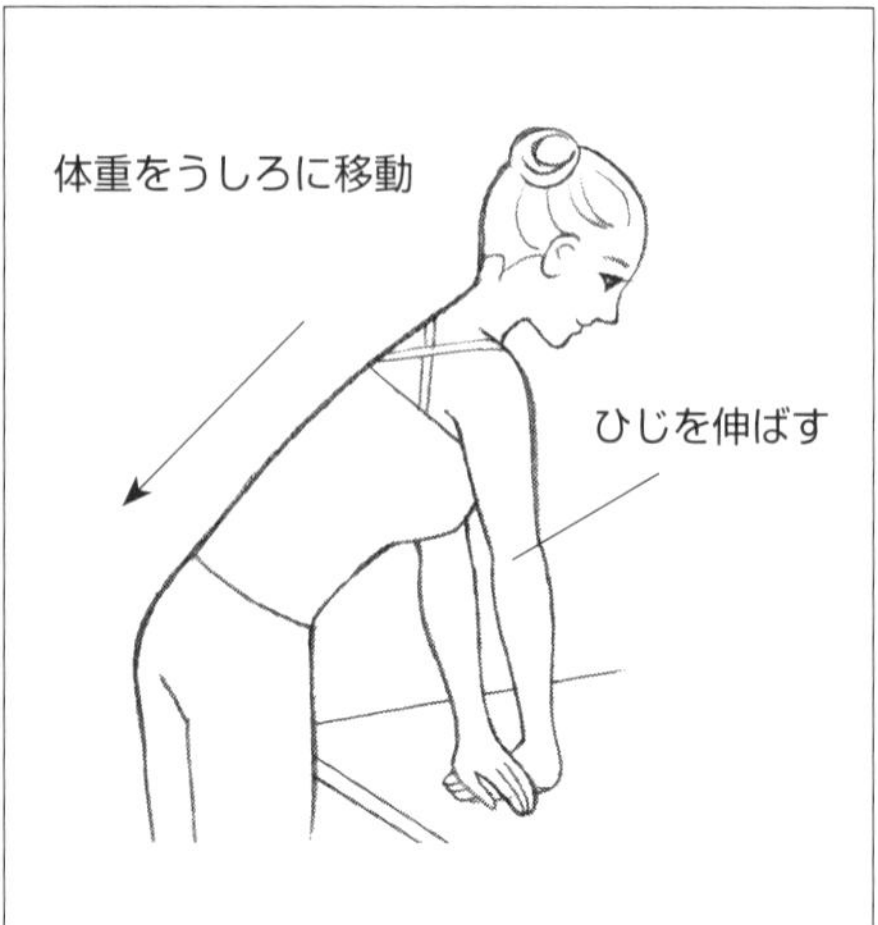

◉ひじが痛くなったら

ひじは手や指の動きや力加減を調整しているところ。手や指、ひじを痛める原因はキーボードのマウスの使い方であったり、スポーツであったりといろいろだが、症状を自覚したら、とにかく安静にし、アイシングをすることが先決。冷やすと炎症が収まり、痛みも軽減するのだ。

●最初は冷湿布をし、二〜三日後には温湿布にするといい。その後も、サポーターなどで固定すれば、負担が和らぐ。

それでも治らなかったときは、整形外科で相談してみることをおすすめする。

これをしてはダメ

◉電話機を肩ではさまない

オフィスなどで、たまに電話機を肩にはさんで話しながら、両手は別の作業をしている人を見かけるが、そんな人は要注意である。

首筋から腕のつけ根あたりには胸郭出口というのがあり、この部分の神経や血管が圧迫されたり、逆に伸ばされたりすると、血行不良を起こして痛みやしびれを起こしかねないのだ。

当たり前だが、電話機は手できちんと支えよう。

◉デスクワークのとき、前傾姿勢はとらない

姿勢を支える筋肉が疲労し、まっすぐな姿勢を保てなくなると、肩が体より前に出てきて、腕の血行が悪くなる。つまり、前傾姿勢は腕の疲れ、こりを呼び起こすのだ。

◉携帯やスマホでゲームをしすぎない

ちょっとした休憩時間に、電車での行き帰りに、ゲームに夢中になっている人は少なくないが、これはけんしょう炎になる原因のひとつ。

小さな携帯やスマホでゲームをしていると、思わず熱くなって親指に力を込めてしまうが、これが続くと指を動かすだけで鋭痛を感じるほどのダメージを与えかねないのだ。くれぐれも、ほどほどに。

習慣にしたい手のケア

◉朝起きたら、もみ手をする

朝は、血液の循環が滞っているので手先の毛細血管も鈍くなっている。そこで、手と体の目覚ましのために、手のツボを刺激しよう。足のツボは青竹踏みなどで刺激したりするが、手の場合、道具はいらない。両手をもむだけでいい。

●手をこすり合わせ、もみ手をする感じで、親指で手のひらのいろいろなところを押していく。

そうするだけで血行が良くなり、手先の毛細血管の働きが目覚める。

◉手浴とひじ浴でリラックス

●一日の仕事を終えたら、洗面器や洗面台などにお風呂より熱めのお湯をはり、五〜一〇

分両手を手首の上までつけるといい。

手先を温めることで血行が良くなる手浴には、手自体の疲れのほかに、疲れ目や肩こり、冷え性、脳のリラックス効果もある。

●ひじ浴をするときは、お湯に数分間ひじだけをつける。効用は手浴と同じ。

ただお湯につけるだけでもいいが、手浴ではお湯の中で指を曲げたり引っ張ったりツボを押したりしてマッサージするのも効果的。また、お湯の中にアロマオイルを入れるのもおすすめだ。

◉寝る姿勢に気をつける

万歳のように両手を上げて寝る、腕を下にして横向きに寝るなどのクセがある人は要注意。腕が圧迫されて、疲れがひどくなる。

また、寝る前に両手の指を一本ずつ反らすストレッチをしておくと、翌朝の目覚めが良くなるので、お試しを。

◉習慣づけたい、ハンド・リフレクソロジー

先述のとおり、手や指を刺激することは手の問題だけではなく全身に良いので、気になったらいつでもどこでもできるハンド・リフレクソロジーを習慣づけると理想的だ。

簡単な方法は筆記用具を使うこと。

●仕事中でも授業中でも、ちょっと疲れたなと思ったときは、指の腹や手のひらをボールペンのキャップや消しゴム付き鉛筆の消しゴムの部分で押してみよう。

もう一方の手でやるよりもダイレクトな刺激になるため、即効性もあるし、実際「効く！」感が強まる。

こんなときは、要注意!

◉手根管症候群かも?

女性に多い病気に「手根管症候群《しゅこんかん》」というのがある。日本では最近ようやく耳にするようになったが、アメリカでは以前からマスコミで盛んに取り上げられているものだ。指や手の細かい作業が多い人がなりやすいという説があるが、女性が多いのは家事をするからかもしれない。

指が思いどおりに動かせなくなったり、片手だけしびれたり、症状はほかのものと区別しにくいが、片手がしびれる場合にもっとも多いのが、この手根管症候群だという。気になる場合は専門医に相談しよう。

◉けんしょう炎は手の使いすぎとは限らない

指を痛めても使いすぎたせいだと思い込み、そのまま放っておく人は少なくない。ところが、これが使いすぎとは限らないのだ。そのまま放置しておくと激痛が起こり、指が動かなくなってしまうことも。

じつは、けんしょう炎になる人には女性が多いという。とくに三〇代前後と五〇～六〇代に多いのだが、つまり、妊娠・出産の時期と、更年期の時期に重なっているのだ。

このことからわかるように、ホルモンのバランスが変化することでもけんしょう炎が起こることもあるのだ。だから、症状が改善されない場合は、素人判断はせずに専門医に診てもらうことが必要。いまは「手外科医」という、手を専門に診てくれる医師もいる。

◉指や手がしびれるのは何が原因？

手や指がこったとき、単に使いすぎてこっているのか、神経系が原因の症状なのかを見極めるのはむずかしい。手の異常でも頸椎症、頸椎椎間板ヘルニア、肘部管症候群、手根管症候群などの場合もある。また、脳梗塞など脳の異常の兆候である場合もある。

手のトラブルのなかでも、しびれはとくに要注意。症状が続くようなら放っておかずに、専門医に診てもらうようにしよう。

第6章

腰・背中の疲れをとる裏ワザ

腰・背中に良い姿勢をとるコツ

◉腰痛は体の重大事

「パソコン、冷房、ベッド、ハイヒール、ショルダーバッグ、ダイエット、肥満、便秘……これらの共通点は何?」というクイズがあったら答えは簡単、すべて腰痛の原因になるものである。

つまり、腰のためには「正しい姿勢をする、冷やさない、体にかかる負荷を分散させる、筋力をつける、血行を良くする」などといったポイントが大事なのだ。

今、日本では約二八〇〇万人が腰痛で苦しんでいるといわれている。単純に、四〜五人にひとりが抱える悩みである腰痛だが、ここでは、疲れや痛みを少しでも緩和するための方法を探っていこう。

◉腰を使って歩く

そうとう重症でないかぎり、歩くことは腰痛の特効薬になる。ダラダラ歩いていても効果はないが、正しい姿勢で歩けば全身を活性化させることは、今さらいうまでもない。では、正しい姿勢とは？

ウォーキングでは、自分がマリオネットになったつもりになるといいといわれる。つまり、頭のてっぺんから糸で吊られているようなイメージをもって歩くということだが、もっとわかりやすくウォーキング姿勢をつくるやり方がある。

①両腕のひじを伸ばし、脇を体につけたまま肩まで上げる。
②背筋とお腹を伸ばすイメージで、そのまま手を下ろす。

その格好から、きちんと手をふって歩きだせばいいのだ。

ウォーキングは一五分以上行うのが効果的だが、最初は五分くらいでもかまわない。時間の長短よりも、まず背筋を伸ばしてシャキッとした姿勢で歩くことを習慣づけよう。

◉腰のためにベターな靴を選ぶコツ

腰痛だと歩くのがつらくなるが、健康のためにもなるべく歩くようにしたいものだ。そこで重要になるのが靴。腰のためにやさしい靴とは、次のような条件を満たしたものになる。

- かかとのうしろ側は、足をしっかり包み込む深さと硬さがある。
- かかとが低く、安定していて、土踏まずのアーチを支えられる。
- 靴底に着地のときの衝撃を和らげるクッション性がある。
- 足の甲の部分まで覆っているもの。
- 爪先に足の指を圧迫しないような幅と高さがあり、関節の動きに合わせて曲がるもの。

といった具合だが、そもそも左右の足のサイズがまったく同じ人というのは、ほとんどいないのだそうだ。そこで、右のように靴を選んだら、片方に中敷きを使ったり、靴ひもで調整して両足を安定させよう。

◉腰痛の女性が靴を選ぶコツ

男性の靴は、かかとの高さがほとんど変わらないが、女性の靴のかかとは十数センチから数ミリまでと、さまざまだ。

ときにはハイヒールで颯爽と決めたい、という場面があるかもしれない。しかし、腰やお尻、ひざなどの筋肉が発達している人ならいいのだが、腰痛があるならハイヒールはダメ。かといって、ぺったんこの靴もダメ。では、どうしたらいいのか。

●「ヒールの高さ」は腰痛タイプによって異なる

ヒールの高さの良し悪しは、腰の痛み方でも違ってくる。体を前方に倒すと痛い人の場合は、前のめりにならなくてすむので、ぺったんこの靴のほうがいい。

逆にうしろに反ると痛いという人は、ヒールのあるものを履いたほうが痛みを軽減できるのだ。

●ヒールは何センチくらいまで？

うしろに反らすのがつらい人は、ヒールのあるものを履いたほうがいいとはいっても、やはりハイヒールはNG。三センチくらいのローヒールにとどめておこう。そして、前のめりがつらい人にはぺったんこの靴がいいといっても、バレエシューズのように底がないものではなく、靴底はしっかりあるものを選ぶようにしよう。

●爪先が自分の形に合ったものを選ぶ

親指がいちばん長い、人差し指が一番長い、親指と人差し指が同じくらいと、爪先の形はひとそれぞれ。だから、自分の爪先の形に合ったデザインの靴を選ぶことが大事なのだ。デザイン優先で合わない靴を選ぶと、指や爪が圧迫され、血行が悪くなってしまう。

◉座り方はココに注意

理想的な座り方をすれば、骨盤が立っている状態になるのだという。そのためには、たとえばイスに座るときは「座面に対して背筋が垂直になっている」「ひざの角度は九〇度」「足の裏が床にきちんとついている」ということになる。

家でも仕事場でも、座って過ごす時間は長い。そこで、腰痛をひどくしないためにも、予防するためにも、それぞれの座り方のポイントを見ていこう。

●床に座るとき、あぐらは絶対にダメ

正座は慣れていない人もいるかもしれないが、畳など床に直接座るときにいちばん腰への負担が少ないのが正座。ただ、ひざにも痛みを抱えている場合は、横座りすることをおすすめする。あぐらは、絶対にNG。もっとも腰に悪い座り方なのである。ただし、座布団を折ってお尻の下に敷き、お尻の高さを調節するならOKだ。

●イスに座るときは、ほぼ九〇度で

仕事中でも、家の中でも、イスにどんなふうに座っているだろうか。浅く腰かけて前傾姿勢をとったり、浅く腰かけて背中だけ背もたれに寄りかかってはいないだろうか。そんな姿勢は腰痛を悪化させてしまう。イスに座るときは、次のような座り方を心がけたい。

①背筋を伸ばしてお腹を引っ込め、イスに深く座る。

②お尻は背もたれに密着させる。

③足は床にちゃんとつく高さが良いが、イスの高さを調節できない場合は、床に台を置いて足を乗せるようにする。

④股関節とひざ関節の角度は、ほぼ九〇度が理想。背もたれに寄りかかると、お尻が背もたれから離れ、腰に負担がかかるのだ。

●自動車を運転するときは、お尻はバックシートにつける

座席の位置がアクセルやブレーキペダルから離れすぎないようにし、背中とお尻はバックシートに密着させる。離れていると前屈みになり、腰への負担が増すのだ。ひざは股関節よりやや高め。股関節と足首はだいたい九〇度くらいになればいい。ひざも適度に曲げる。

◉腰に負担をかけない寝かた

腰痛がある人は同じ姿勢を続けることがつらいので、寝るのにも苦労しているだろう。でも、横になることは腰にとって願ってもないこと。そして、横になる姿勢だが、腰がつらいときは次のようにするといい。

●痛む側を下にして、ひざを曲げて背中を丸めればラク。それでもつらいときは、抱き枕やクッションをひざのあいだに入れる。

●仰向けになり、両ひざを少し開いて立てる。

●仰向けになり加減を見ながら、ひざの下に二つ折りにした座布団やクッションを入れた

り、座布団で高さを調節して脚を乗せる。

腰が痛いときには、うつぶせ寝はタブー。腰椎が反るため、腰に無理な力がかかりやすいのだ。また、ひざを伸ばして仰向けにまっすぐ寝ても、痛みがひどくなる場合が多い。

腰と背中の痛みを緩和するコツ

◉くしゃみが出そうなときは、腰を落として構えをとる

腰痛をもっていると、くしゃみやセキも脅威になる。とはいえ、がまんはできない。ただ、突然のくしゃみやセキでも、出る直前にはわかるもの。そのとき、サッと体勢を整えるのだ。

座っているなら机やテーブルの縁をつかむ、立っているなら手近なものにつかまって体を支える、といったふうに。また、くしゃみやセキが出る前に、お腹にグッと力を込めるだけでも腰への負担が減ることを覚えておきたい。

◉使い捨てカイロをポケットに

とにかく、冷えは腰痛の大敵。そこで冷え対策には、冬なら保温性に優れた下着やフリース素材のものなど、着るもので調整するのもいいが、厚着をしなくてすむ使い捨てカイロも便利だ。

使い捨てカイロにはさまざまなタイプがあるが、肌に直接貼るのではなく、下着や衣服に貼るタイプのほうが、低温やけどなどの心配がないのでおすすめ。

ズボンやスカートのポケットに入れておくと足から全身にかけて温かくなるし、ジャケットのポケットに入れておくと腰やお腹のあたりが温かくなるし、靴底に入れても全身がぽかぽかしてくる。

また、ウエストウォーマーやヒップウォーマーも便利。平たくいえば腹巻きや毛糸のパンツのようなものだが、薄手でオシャレなものがいろいろあるので、活用するといいかもしれない。

そして、寒さ対策は冬に限ったことではない。夏でも冷房で腰を冷やしてしまわないように気をつけて。外出時には上着を持ち歩き、オフィスなどでは膝掛けなどを用意しておくといい。

◉急性のときは一時的に冷やす

慢性腰痛は温めたほうがいいが、冷やすのが有効なのは炎症を起こしているとき。しかし、熱をもっていたり腫れがあればわかりやすいが、そんなふうに症状がはっきりあらわれるとは限らない。

そこで、ぎっくり腰のように「痛くて動けない」「動くと激痛が走る」など、急性腰痛になってしまったときは冷やす、と思っておけばいいだろう。ただし、冷やすのは一時的なもの。炎症が収まったら温めたほうが早く回復することも覚えておこう。

◉腰に急な痛み！　つかまるところがなければ、ひざに手をつく

突然腰の痛みに襲われたら、本当は横になって安静にするのがいちばんなのだが、仕事

中なら、とりあえずそばのイスに座るといい。

外出中でイスが見当たらない場合は、手近なものにつかまろう。体を支えて腰への負荷を減らすのはもちろん、状態を固定して腰椎の無理な動きを防ぐことがもっとも大事だ。

つかまるものがまったくないという場合は、両ひざをかるく曲げて、そこに両手をつければいい。

◉もし、ぎっくり腰になってしまったら

前屈みで重いものを持ち上げたり、くしゃみをしたり、不意の動作をしたときになることの多いぎっくり腰。「魔女の一撃」といわれるほど強い痛みがあるが、もし、ぎっくり腰になってしまったら、

●まずはひざを折って横向きに寝るなど、ラクな姿勢で安静にすること。

●二～三日で痛みが軽くなる場合が多いが、そこからはなるべく動くようにすることが早く回復するコツだ。

ただし、じっとしていても痛みがあったり、日を追うごとに痛みが増す場合は、ほかの

原因も考えられるため、整形外科などで診察してもらおう。

腰と背中にやさしい生活習慣のポイント

◉踏み台を置いておくとラク

普段の生活をちょっと振り返っただけで、腰に無理をさせている動作がいくつも挙がる。中腰、片足立ちで靴下をはき、重いカバンは決まったほうの肩だけにかけ、前屈みで料理を作るなど、すべて心当たりがあるのではないだろうか。

なかでも、家の中では前屈みになる場面がたくさんある。朝晩の洗面、着替え、掃除、アイロンがけなどの家事……。いま大丈夫な人でも、無理な姿勢を続けていると、積もり積もって大事になりかねない。

そこで、一家に一台、踏み台を用意すると便利だ。高さは一〇～一五センチくらいがちょうどいい。顔を洗うときも踏み台、料理をするときも踏み台、である。

両足を伸ばしたまま前屈みになる姿勢は腰への負担がそうとう大きいのだが、片方の足を踏み台に乗せてひざを曲げると、骨盤が安定してラクになるのだ。同じ意味で、イスに腰掛けてもいい。

◉足を組むクセはやめる

足を組むと骨盤がゆがみ、腰痛になりやすいという説がある。一方で、骨盤がゆがんでいるから、バランスを崩した体を矯正しようとして足を組むという説もある。鶏が先か卵が先かだが、いずれにしても、足を組むことは腰にとっては良くない。

ただ、たとえ正しい姿勢であっても、同じ姿勢を続けていると体がつらくなる。だから足を組んだりするわけだが、そんなときは立ち上がって小休止をとるなど、別の姿勢をとるようにしよう。

◉ショウガ風呂に入る

入浴剤はいろいろなものが市販されているが、腰痛に効果テキメンで簡単に手作りできる入浴剤がある。それは、料理で使い残したショウガ。

ショウガには鎮痛効果や消炎効果があり、辛み成分が体を温めるので、腰痛をはじめ、肩こりや冷え性にも効果バツグンなのだ。

●作り方は、中一個分（約一五〇グラム）のショウガをすりおろすか、スライスしたものを一〇枚くらい、布の袋に入れて湯船に浮かすだけ。

体じゅうがぽかぽかに温まり、腰の痛みを緩和してくれる。

◉湯船につかるときは風呂用のイスを入れる

炎症がある場合以外、多くの腰痛にもっとも効くのが温めることだ。温めるにはお風呂がいちばん。そのとき、注意してほしいことがいくつかある。

●冬は入浴前に風呂場を十分に暖めておくこと。冷えは腰の大敵だが、たとえ短い時間でも、裸で冷たい空気にさらされるのは好ましくないのだ。

●横向きに腰をひねって湯船からお湯をくむ、湯船のお湯をかき回すのに前屈するなどは避ける。

●湯船につかるとき、足をまっすぐに伸ばすと痛みを増すことがあるため、風呂用のイスを湯船の中に入れて、それに腰掛けるようにするといい。

◉お通じを良くする!

腰痛にとってよろしくないもののひとつに便秘がある。理由は簡単。力むのが腰に良くないのだ。そこで、腰痛に悩んでいて便秘がちな人は、それを解消する食生活を心がけたい。食物繊維を多く含んでいるイモ類や豆類はもちろん、野菜や海藻などをバランスよくとるようにしよう。

また、逆にひどい便秘から腰痛になる場合もある。たまった老廃物で背骨や腰が圧迫されたり、血行が悪くなるためだ。便秘がちの人は腹筋などが弱い傾向にあるので、適度な運動を心がけることも大事だ。

いずれにしても、普段の生活を少しずつ改善し、それでもむずかしい場合は通じ薬を使うといいだろう。

◉電車やバスでつり革は使わない

腰が痛いとき、電車やバスで席が空いていれば座りたいところだが、立つときはつり革は使わないようにしよう。横に振られてバランスを崩すと、腰に良くないからだ。

そこで、つり革ではなく、ポールにつかまることをおすすめしたい。両手でポールをつかみ、背筋を伸ばし、足を少し開いて立つとラクだ。

腰痛・背中痛の大敵。コレには注意！

◉太るな、危険！

肥満の人は腰痛になりやすい。重い体重が腰にかかるのだから当然だが、わかりやすい理由がふたつある。

まず、太っているとお腹が出てくる。そうすると、どうしても背中が反り、自分ではまっすぐ立っているつもりでもかかとに体重がかかって、腰が落ちた状態になるのだ。これで骨盤をゆがめてしまう。

もうひとつは、普通、太っている人にはあまり筋肉がない。そうすると体重を支えきれなくなって、腰への負担が倍増する。そうなると慢性的な腰痛ばかりではなく、ギックリ腰にもなりやすくなってしまうのだ。

肥満は健康全般に良くないが、腰にとってもじつに危険なのだ。食生活を見直すとともに、腰を支える足の筋肉、腹筋、背筋を鍛えるストレッチなどをして、なるべく体重を落とそう。

◉テニスやゴルフには要注意！

定期的な運動は筋力強化のためにも気分転換にもいいので、痛みがない場合はさほど気にする必要はないが、腰や背中に痛みがあるときには要注意である。とくに、腰と腹部の回旋運動が好ましくないゴルフ。そしてサーブなどのときに前屈姿勢をとり、腰を大きく反らせるテニスなどは望ましくない。

また、腰や背中に痛みがない人がこれらのスポーツをする場合でも、いきなり始めるのではなく、ウォーミングアップを忘れずに。

◉喫煙者は腰痛になる可能性が一・五倍

タバコを吸う人と吸わない人を比べると、吸う人のほうが一・五倍くらい腰痛持ちが多いそうだ。これはニコチンによって血管が収縮し、腰椎あたりに十分に栄養を送れなくなることから、椎間板のクッション機能を衰えさせるためと考えられている。また、タバコの煙は骨密度も低下させるとか。

腰痛がある喫煙者には、せめて節煙につとめたいところだ。

◉ストレスをためない！

ストレスからくる心因性の腰痛もあるが、とくに多いのが自律神経の不調によるものだ。ストレスが蓄積すると交感神経と副交感神経のバランスが崩れ、血行が悪くなって腰痛をもたらす、という構図だ。

また、脳には痛みを和らげる機能があるが、精神的なストレスがあるとそれがうまく働かなくなり、ちょっとした痛みでも激痛に感じることもあるのだそうだ。

このような心因性の腰痛は慢性化しやすい。仕事でもプライベートでも、ストレスから逃れることはできないが、趣味でも運動でも友人とのおしゃべりでも、なるべく気分を切り替えられる方法を見つけよう。

腰と背中に効くケアとストレッチ

◉首を温めて背中のこりをとる

長時間のデスクワークや長距離ドライブをするなど、同じ姿勢をつづけていると、背中がガチガチになることがある。そんなときは、まず血行を良くするために温めることが大事。

首のつけ根あたりの少しくぼんだところにツボがあるが、ここを集中的に温めるのだ。ここはさまざまな神経が通っているところで、温めるとフワ~ッとラクになっていくはず。

①蒸しタオルや温湿布などで首のつけ根を温める。
②こりや痛みが背中全体にわたっていたら、肩や背中まで広げて温める。

◉お尻の筋肉を引き締める

お尻の筋肉は腰を支える重要な役目をもっている。そこを鍛えることが大事なことはいうまでもないが、お尻のストレッチはヒップアップにも効くので、ダブルでうれしい。

①仰向けに寝て、片足を引きつけ両手で抱える。

②お尻が少し持ち上がるくらい、ひざを胸に引き寄せて一〇～二〇秒キープ。

これは、両足一緒にやってもＯＫ。

◉水中ウォーキングで筋力アップ

リハビリでも使われる方法だが、水中ウォーキングは腰痛にはもちろん、全身に効く。陸上よりも浮力があるぶん体重の負担が減り、効率的に筋力アップができるのだ。

前傾姿勢でひざをなるべく上げて前に歩く、後ろ向きに歩く、足を交差させるように横歩きするなど、一五分くらいをめどに始めてみるのがいいだろう。慣れないうちはビート板を使ってもいい。

また、水中ウォーキングには〝全方向から水圧を受ける→腰や足に刺激を受ける→血液の循環が良くなる→疲労回復につながる〟というメリットもある。

◉仙骨ストレッチで腰痛を解消

骨盤の中央に「仙骨」という骨があるが、これは背骨のつけ根に当たり、全身の健康を左右するとても重要な骨なのだ。場所は、ふたつのお尻のまん中あたり。この仙骨がゆがんだりずれたりして慢性的な腰痛に悩んでいる人は多い。また、こういうケースではぎっくり腰にもなりやすくなる。

仙骨のゆがみやずれはストレッチで矯正できるので、日ごろからケアをして正常な位置に保っておきたい。そこで簡単に、短時間でできるストレッチを紹介しよう。

ひざを振る

①仰向けに寝る。
②両ひざを立てて両手で抱える。

③抱えたひざを、左右にゆっくり振る。

お尻を振る

①机やテーブルに手を乗せ、床と背中が平行になるように足を開く。
②ひざの裏をピーンとよく伸ばす。
③その体勢を保ちながら、ゆっくりお尻を振る。

◉足指のつけ根をもむ

足の指のつけ根を触るとコリコリがあるはず。そこは老廃物がたまりやすい場所で、コリコリは老廃物がたまっている証拠。これをもみしごくと全身の血行が良くなり、腰や背中への負担も減るのだ。

このマッサージは、体が温まり柔らかくなっている風呂上がりに行うのが良く、足の裏にボディクリームなどをつけて、もみやすくしておこう。

●親指の内側とつけ根、小指全体を力いっぱいしごく

両足とも行えば、これだけでいいのだ。時間に余裕があれば、全部の指をもむとさらに効果的。五分間くらい、気持ちいいというより「痛い！」くらいにもみしごこう。

◉マッケンジーエクササイズで腰が快適！

腰を反らせるマッケンジー体操、考案したのはニュージーランドの理学療法士のマッケンジー氏だが、欧米では腰痛の一般的な運動療法だそうだ。

以前は、腰痛のある人は腰を反らせてはいけないといわれていたが、最近では背骨本来のS字カーブを維持するために、腰を反らせるのは有効だといわれるようになっている。やり方は、次のとおり。

①うつ伏せに寝て、ひじを床につけて曲げる。

②背中に力を入れずに、ひじがまっすぐに伸びるまでゆっくり伸ばしていく。

③体の力を抜いたまま、数秒間お腹を伸ばす。痛

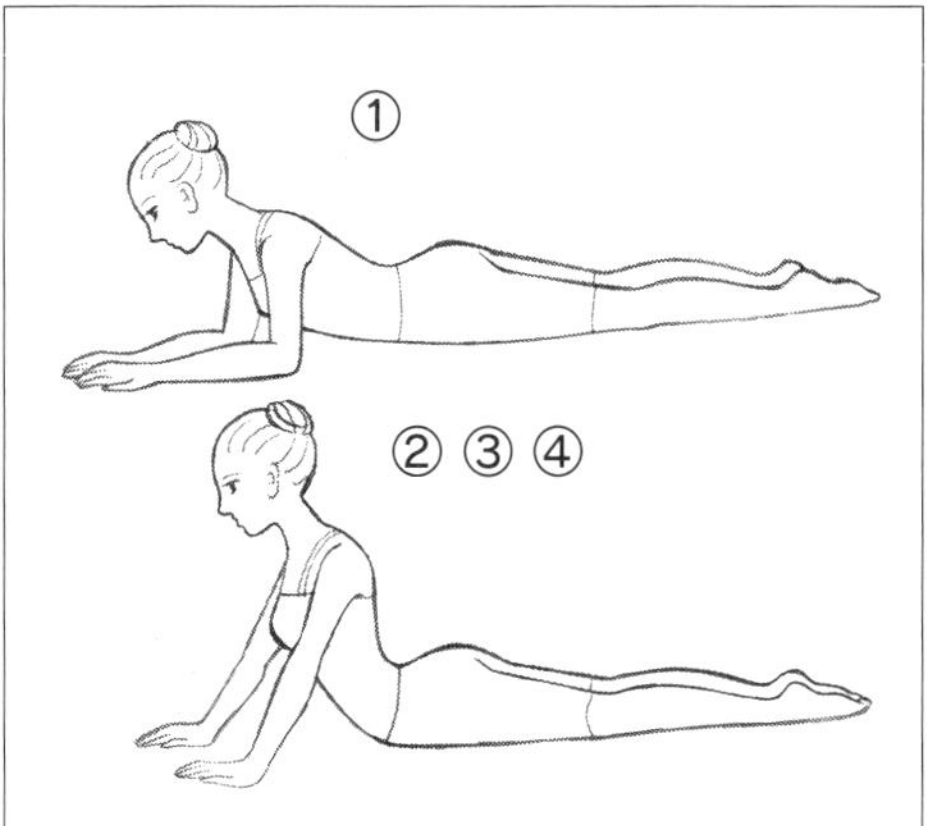

くなったりしびれたりしたら、そこでやめる。

④さらに少しずつ腕を伸ばし、腕いっぱいに伸びるまでお腹を反らせる。

①〜④を一〇回くらいくり返す。

◉ひじで背中を伸ばす

背中のこりは、自分で直接もんだりできないのでやっかいだが、自分の腕で筋肉をほぐすストレッチは効果的だ。

①右手を左肩に置く。

②左手で右ひじをつかみ、肩の高さまで持ち上げる。

③そのひじを、さらに左肩に近づけるように引っ張る。

④反対側も同様に行う。

こうすると背中の筋肉が伸びるのがわかるはず。息を止めてやると効果はないので、息を吐きながら、ひとつひとつの動作をゆっくりと行うようにしよう。

◉タオルで背中を伸ばす

お風呂でボディタオルを使って体を洗うときの動きも、背中の痛みに効く。

①タオルの両端を持って背中のうしろで構え、タオルを斜めに上下させる。
②次に、タオルを背中のうしろで垂直になるように持ち、上下させる。
③反対の手でも同様に行う。

①②ともに上げたところで一〇秒、下げたところで一〇秒とキープし、二～三回くり返す。このストレッチは、背中だけでなく肩こりの緩和や防止にもなる。

◉上体ひねりでこりをほぐす

同じ姿勢をとっていると、筋肉が緊張して張ってくる。それを放っておくと背中から腰にかけてこってくるが、そんなときは上半身をひねって筋肉をほぐすといい。次の①～③は、両側やろう。

①軽く足を開いてまっすぐに立ち、両腕を横に開いて肩の高さにもってくる。
②体をひねって、一方の手をもう一方の手に重ねる。このとき、腰は一緒に回さないようにする。息を吐きながらゆっくりやるのがコツ。
③そのまま一〇～二〇秒間キープする。

◉変型背伸びで背中のこりをスッキリ

固まった姿勢が続いたあと、思いきり背伸びをすると気持ちがいい。それと似た、簡単なストレッチを仕事の合間にすると、心身ともにリフレッシュできる。

①足を肩幅くらいに開き、まっすぐに立って前で両手を組む。
②ひじを伸ばしたまま組んだ手を上に上げ、同時に上体を反らせる。首も一緒に反らせる。これを約三〇秒キープする。
③上体をまっすぐに戻したらひざを軽く曲げ、組んだ手の向きを変える。今度は手のひらを向こう側に押し出すようにしながら上体を丸めていき、お腹をへこませる。

この①～③をゆっくりと五～六回くり返すと全身の筋肉がほぐれ、スッキリできる。

腰痛・背中痛に効く食べ物はコレだ

◉酢の物でカルシウムをとる

背骨や骨盤を丈夫に保つためにも、カルシウムを毎日とりたいが、カルシウムは体内に吸収されにくい。もっとも効率的に吸収できるのは牛乳などの乳製品だが、大豆や魚介類、海藻にも豊富に含まれている。

そして、吸収しにくいカルシウムを上手にとるためには、吸収を助けてくれるものと一緒に食べるといい。そのひとつが酢やレモンに含まれるクエン酸だが、魚介やワカメなどの酢の物はとくにおすすめだ。

◉イワシを食べよう

骨に問題があって起こる腰痛にはカルシウム、筋肉のこりや炎症で起こる腰痛にはＩＰ

A（イコサペンタエン酸）、ビオチンなどをとるといいといわれる。IPAはイワシやマグロのトロなど脂分の多い青魚に多く含まれている。またビオチンはビタミンB群の一種で、筋肉の痛みを和らげる働きがあるが、イワシやレバー、ピーナッツなどに多く含まれている。

というように、イワシは骨にも筋肉にも良いから、効果絶大なのである。

◉お酒はダメ。でも…

お酒は少量でも痛みを増すことがあるので、痛みのあるときには控えたほうがいい。でも、おすすめのレシピがある。ニラのエキスを加えた日本酒だ。

ニラには老廃物を取り除き、血行を良くし、体を温める効果があるので腰痛にはもってこいの食材である。そこで、お酒の好きな人のために、薬用酒として紹介しよう。

作り方は、六〇グラムくらいのニラを適量の水で煎じ、同量の日本酒と混ぜるだけ。日本酒と混ぜるから、ニラ特有のにおいもなく飲みやすい。かといって、飲みすぎないように。

◉ショウガ・ドリンク

入浴剤としても紹介したが、飲料としても効果的なショウガ。体を温めて冷えをとり、たまったよけいな水分を追い出すショウガ・パワーは、痛みそのものを改善してくれる。ショウガ紅茶やネギを入れたショウガ湯を飲むといい。

◉腰・背中に効くその他の食べ物とは？

腰痛改善にはカルシウム、タンパク質、ビタミンB、C、D、Kなどがいいといわれるが、ビタミンBは玄米や肉やレバーに、ビタミンDは魚や卵黄、干しシイタケに、ビタミンKはほうれん草やブロッコリーなどに多く含まれている。

いずれにしても、食べ物での改善は即効性のあるものではないが、バランスの良い食事を心がけることが、結局はいちばん体に効くのだ。

第7章

足・脚の疲れをとる裏ワザ

足の疲れは、こうしてとる

◉疲れにくい歩き方のコツ

歩くことは、すべての運動動作の基本だ。脚のすねから下には、じつに全身の四分の一に当たる骨が集中していて、細かい筋肉も多い。歩き方が間違っていると、腰痛や外反母趾、O脚、X脚、自律神経失調による体の歪みなど、さまざまな弊害が生まれてくる。

激しい運動をしたわけでもないのに、「脚が疲れる」「ふくらはぎが痛い」「ひざが痛い」などの不快症状を訴える人は、歩き方に問題があることが多い。

●まずは、正しい歩き方を覚えることが、疲れない体をつくる第一歩だ。
●基本は、かかとから着地すること。
●上半身よりうしろ側に腕を動かすつもりで、腕の振りは大きめに。
●かかと、足の裏、つま先とスムーズな体重移動で前に進む。
●前のめりのかっこ悪い歩き方にならないよう、重心をうしろにおくこと。背筋が伸び、

自然と視線も上がってくるはず。
ひざを曲げずに、お尻と内ももの筋肉で前に進むのが、美しく疲れないウォーキングのコツだ。

◉足指グーチョキパーで疲れをとる

足指や足裏を鍛えることで、足も疲れにくくなる。そのためには、足指ジャンケンがおすすめだ。入浴や足湯で体中の血のめぐりが良くなったところで行えば、全身の疲労回復にもつながる。

足の指全部をつけ根の部分からギュッと丸める「グー」、親指を手前に、ほかの四本指は奥に倒す「チョキ」(逆も行う)、指と指のあいだを大きく離すように全部広げる「パー」。この動きを、順番に二〇回くり返す。

指の曲げ伸ばしに欠かせない筋肉強化に役立つ。とくにハイヒールを履くことが多い女性にすすめたいプチ・トレで、外反母趾を防ぐにも効果的だ。

器具や面倒なステップを踏まなくてもいつでもできる脚トレが、つま先立ちだ。

足裏の足底筋だけでなく、腹筋や背筋など体幹の強化にもつながるお役立ちワザで、体幹を鍛えることで上体を支えやすくなり、下半身への負担が減って、足トラブルを減らすことができるのだ。

電話中や歯磨きタイム、台所仕事の最中など、気づいたときに、つま先立ちでプチ・トレしよう。

◉足の親指と人さし指のあいだにティッシュを挟む

心臓から遠く離れている足の指は、ふだんから血流が滞りやすい部分だ。草履や下駄などが中心だった昔の日本人は、足指が解放されていたから、歩くだけで適度な刺激を伝えることができたが、革靴やハイヒールで足を締めつける現代人のライフスタイルでは、足への刺激が極端に減っている。

そんな現代人の悩み解決法が、鼻緒の代わりに、足の指またにティッシュを挟むやり方だ。

①ティッシュペーパーを四つ折りにして、くるくる巻いて、端をテープで留める。
②太さ一センチほどになったティッシュを、足の親指と人さし指のあいだに挟んで、飛び出た部分はカットする。
③日中八時間程度を目安に行い、就寝時は外す。

足の指を刺激して血流を促し、老廃物の排出をスムーズに行う働きがある。

ティッシュを挟むだけで首や肩のこり改善、腰痛・ひざ痛の防止、さらには血圧やコレステロール値、血糖値を安定させる効果もあるという、凄ワザだ。

◉五本指ソックスで足の健康を保つ

足の指を自由に動かせる五本指ソックスは、足の踏ん張りがきいてバランスが良くなる優れもの。独立した指の動きが活発になるため、血行も良くなり、足裏からポカポカして冷え性改善にも役立つ。

足指のバランスが良くなれば、かかと、土踏まず、指先への重心移動がスムーズな安定した歩き方になる。その結果、ひざや腰にかかる負担が減って、足も疲れにくくなるというわけだ。不安定なウォーキングは体にストレスを与え、よけいな痛みを引き起こす原因となる。

長時間歩くときや、扁平足気味という人にも五本指ソックスが最適だ。

疲れの元凶は靴トラブル

◉通勤はスニーカーで

「第二の心臓」といわれる足裏。血液を末梢神経の隅々にまで運ぶ心臓のポンプ作用を助けるためには、足裏の健康が必須条件。

足の疲れやむくみは、じつは靴のトラブルが原因という人も多い。ニューヨークではもはやおなじみの光景だが、仕事中にヒールや革靴を愛用している人は、せめて通勤時だけでもスニーカー履きがおすすめだ。足のトラブルが格段に減ること間違いなしだ。

◉土踏まずにコットン

スニーカーが歩きやすいのはわかっている。でも、脚がきれいに見えるのは、やっぱりハイヒール。そんなハイヒール派に、ヒールを履いても足が痛くならない秘密ワザを教えよう。

答えは簡単。メイク用のコットンを土踏まずに両面テープで留めるだけだ。つま先にかかりがちな重心が拡散されて、足の痛みが軽減されるからだ。嘘だと思ったら、やってみて！

◉ハイヒールの痛みをとる方法

ハイヒールで歩くときは、かかとから着地しない。

●ひざを伸ばした状態で、つま先とかかとを同時に下ろし、一本の線上を土踏まずでたどるようなイメージで進むのが、きれいな歩き方だ。

だから、ハイヒールを履く人は、履かない人に比べてふくらはぎの筋腺維が短いのだぞう。つまり、それだけ足の筋肉に負担がかかっていて、アキレス腱が太く硬くなっているために、歩くときに痛みが出るのだ。

そんな痛みを解消するには、かかとの上げ下げ運動がぴったり。アキレス腱が伸びて、七センチのピンヒールを颯爽と履きこなす日も、遠くはない。

◉靴底チェックで、歩き方の癖がわかる

毎日、営業などで歩き回っていると、疲れた足が悲鳴をあげる。疲れにくい足をつくるには、正しい体重移動の歩き方を会得するのが大事なのだが、どんな歩き方をしているか、自分では意外とわからないもの。そこで、靴底チェック（ビジネスシューズなど底が平らな靴の場合）をしてみよう。

●外側が大きく減っている。

外また歩き。外側に体重をかけた歩き方で、むくみやすい。

●内側が大きく減っている。

内また歩き。

●かかとの外側のみが大きく減っている。

重心がうしろに偏った歩き方。親指への体重移動ができていない。

●中央が減っている。

足裏を引きずる歩き方。

●かかと外側と親指下周辺が減っている。

理想的な歩き方。かかとから着地して、足の外側からつま先に向かって体重が移動し、最後に親指で押し出して前進という、正しい体重移動ができている。

靴底の減り方から自分の歩き癖を確認して、疲れにくいウォーキング法をマスターしよう。

◉靴ひもの結び方で変わる、疲れにくい靴のはき方

ひもの結び方ひとつで歩き疲れをとる裏ワザがある。

靴ひもを結ぶタイプの靴は、履くときも脱ぐときも、必ずひもをゆるめてから着脱するのが基本だが、

●ひもは、つま先側をゆるめに、足首に近い方はきつく結ぶのが鉄則。

●靴の中で足指が自由に動ける余地をつくれば、血流を損なわない。

●また、足首に近いひもが靴と足をしっかり固定する役割を果たすため、歩き疲れが少なくラクになる。

また、ひもの結び方と同じくらい重要なポイントは、結ぶときの姿勢だ。

●かかとの部分だけを着地させて、ひもを締める。かかとの部分にすき間が生まれると、足が前すべりしてしまい、足の甲の出っ張っている部分が靴内部に当たって、痛みが出ることもあるからだ。

歩き疲れを少なくするワザは、靴ひもの結び方にあり。

立ちっぱなしの足の疲れをとる秘策

◉コンビニ袋とペットボトルで足裏強化

一日中立ちっぱなしの仕事をしているせいか、すぐに足がだるくなって疲れてしまう。そんな悩みは、扁平足タイプに多い。足裏のクッション機能が弱っているため、歩行の衝撃が足裏全体にかかって、疲れや痛みが引き起こされるのだ。

足裏強化の秘策エクササイズは、ペットボトルとコンビニ袋の活用だ。

●片手でイスを掴んでまっすぐに立ち、ペットボトル入りのコンビニ袋を土踏まずに引っ掛ける。

●土踏まずを曲げた状態をキープしながら、コンビニ袋を上下左右に動かす。

足首からふくらはぎにつながる筋肉を鍛える、疲れ足解消メニューだ。

◉壁スクワットで足腰を鍛える

下半身の筋肉が弱っていると、足腰に負担がかかるだけでなく、関節やひざの痛みにもつながる。下半身の筋肉を万遍なく鍛えるには、やはりスクワットが一番。ただし、スクワットもやり方を間違えると、逆効果になることもある。

最初は、部屋の隅を利用したスクワットから始めよう。

●足を肩幅よりやや広めに開き、体を直角の壁につけるようにして立つ。

●足と太ももを壁につけて、ゆっくり腰を落とし、下までいったらゆっくりと立ち上がる。

●このとき、太ももを壁から離さないように行うことが、ポイントだ。

上下運動を一セットとして、一日五〜一〇セット行う。慣れてきたら、場所を選ばずにできるようになるし、回数も自然と増えていくはず。無理せず、自分のペースで続けることが肝心だ。

◉チャップリン歩きで脚力強化

ウォーキングの最中に、足に筋肉をつけるスペシャル・メニューを加えて、変化をつけてみよう。

●まずは、チャップリン歩き。足を伸ばして、つま先を大きく横に開いて歩く。こうすると、太ももの筋肉に負荷がかかって鍛えられる。

●次は、かかと歩き。つま先を上げて、かかとだけで歩いてみる。これは、ふくらはぎとすねの筋肉の衰えを防ぐことができる歩き方。

足の特定部分に負荷がかかる歩き方を工夫することで、足腰を鍛えよう。

◉行列待ちのあいだに脚力強化

同じポーズを保ったまま筋肉に力を入れつづける運動を、アイソメトリクスという。筋力の衰えを防ぐアンチエイジング法として注目されている運動だ。

たとえば、メニューが評判のお店で行列待ちをするとき。ただ立っているだけでは時間がもったいない。そんなときは、

●両足を軽く開いて、つま先をできるだけ外側に向けて立つ。
●脚の筋肉に力を入れて、その姿勢を七秒キープ。
●ゆっくり力を抜いたあと、同じ動作を三回くり返す。
●次に、つま先を内側に向けて、同様に行う。

足を外側と内側にひねって立てば、つま先を正面に向けているだけの状態より緊張が強いられる。それによって、血行促進、疲労回復を早めるというわけだ。

◉足ケアに役立つ、ふくらはぎ締めつけ型靴下

昔の飛脚が使っていたような脚絆タイプのメンズ靴下が、人気を集めている。ひざ下まですっぽり隠したハイソックス型で、むくみ軽減効果がアピールポイントだ。ふくらはぎ部分はやわらかく、くるぶしはきつく編み込んでいるため、血行促進効果に優れ、脚がむくみにくいのだそうだ。

女性向けには、同様の効果がある弾性ストッキングやサポーターの売れ行きがいい。若者のナマ足志向が増える中、日本経済を支えるビジネスマンやビジネスウーマンは、足もとから「武装」している。

◉足がつったときのストレッチ

立ちっぱなしで仕事をしていると、ふくらはぎだけでなく、すねにも疲れが出てくる。そのうちに、足がつってしまうのだが、これは、足が軽いけいれんを起こしている状態だ。

そんなときは、足を休められる場所に行って、

- **座った姿勢で足を伸ばしてみよう。**
- **足のつま先を顔のほうに曲げるようにして、足指を手前に引っ張ってみる。**
- **手が届かないときは、タオルや手ぬぐいを足先にひっかけて、ゆっくりと伸ばすといい。**
- **座る余裕がないときは、つっていないほうの足を前に出して、体重をかける。**
- **前に出した足の太ももの上に両手を置き、つった足のかかとは床に着けたまま、アキレス腱を伸ばすストレッチを行う。**

った筋肉の緊張がとけて、少しずつゆるんでくるのがわかる。

座りっぱなしの足の疲れをとる凄ワザ

●ゴルフボールで足裏マッサージ

「第二の心臓」と呼ばれる足の裏には、体中のさまざまな部位につながるツボがある。青竹踏み以上に効果を実感できるのが、ゴルフボールによる足裏マッサージだ。その硬さと大きさが、足裏のツボを刺激するのにちょうどいい具合なのだ。

足の裏でボールをコロコロ転がすだけだから、オフィスで座ったままでもできる簡単ストレッチだ。前後に転がしたり、グリグリ押しているだけで気持ち良く、頭もスッキリしてくる。

足裏の疲労をとるだけでなく、ツボとつながっている部位、たとえば肩や腰、首など体中のさまざまな筋肉にも刺激を与えて、たまっている乳酸や老廃物の排出を促してくれる。

◉デスクの下で、ちょこっと「イスヨガ」

一日中デスクワークがつづくと、夕方にはゾウ足のようにむくんで、ときには痛みさえ感じる。そんな足の悩みを抱える人は、日頃からちょこっと「イスヨガ」を実践しよう。イスに座ったままできる方法だから、上司も見逃してくれるはず。

足裏ほぐしのポーズ

●イスに浅く腰掛けて、息を吸いながら、かかとをできるだけ高く持ち上げる。

●次に、息を吐きながらかかとを下ろし、同時に足先を上げる。

●今度は、息を吸いながら足先を下ろして、かかとを上げる。これを一〇回程度、くり返す。

ふくらはぎやアキレス腱を伸ばすことで血流を促す疲労回復のポーズだ。通勤電車の中でも行える。

かかと伸ばしのポーズ

●イスに座ったまま、両手でイスを持ち、右足を左足先の上に重ねるように乗せる。

●次に、息を吸いながらかかとを前に突き出し、息を吐きながらひざを伸ばしてかかとを浮かせたまま五秒キープ。
●息を吸いながら戻して、左右の足を替えて同様に行う。
これは、足全体のだるさやむくみをとるポーズだ。長時間移動の新幹線や飛行機の中でやると効果がある。

◉正座が疲れにくい足をつくる

日本独特の姿勢である正座は、足首やひざの関節が痛い人には辛いが、椎間板への負担はあぐらより少ない。中高年にはおすすめしないが、じつは正座もまた、疲れにくい足をつくる日本式プチ筋トレなのだ。
●正座から立ち上がろうとするとき、いったん足指の裏側を畳につけて、体重をかける。
このとき、足裏は伸びた状態。つまり、足裏の腱が伸びている。
●かかとから指のつけ根にかけてついている足裏の腱は、バネの役割を果たしていて、歩いたり走ったりするときの衝撃を和らげる働きをする。

●この腱が硬くなると、バネの力が弱くなって足腰の疲労が起きやすくなってしまう。
●正座から立ち上がるときの動作をくり返し行うことは、足裏の腱を柔軟にするストレッチでもあるのだ。
●正座が苦手な人は、つま先とひざを畳につけて足裏を伸ばすだけでもいい。

◉足指にピーナッツ

座り続けたときの足のむくみを、侮ってはいけない。じつはかなりの危険をはらんでいる。むくみを放っておくと、筋肉の血行不良を引き起こし、肩や背中、首のこりにもつながりかねないからだ。手足が冷えて、夜眠れないこともあるという冷え性体質の人はとくに、日頃から血行促進に努めたい。

たとえば、家でテレビを見ながらくつろいでいるときに、殻付きの落花生（ピーナッツ）を、足の親指と人さし指のあいだに挟んでみる。一五秒ほど経つと、足先の血流が促されて、ホカホカしてくる。

座りっぱなしの仕事がつづいたときや、足の冷えが気になるときに試してみよう。

疲れにくい足・脚をつくる方法

◉親指にテープを巻いて、内ももを鍛える

疲れやすい脚は、なんらかのトラブルを抱えているもの。

とりわけ脚の形がOの字になるO脚は、放っておくとひざ痛や腰痛の原因になりかねない、厄介なトラブルだ。

手軽にできるO脚攻略法が、両足の親指にテープを巻くこと。

●絆創膏または、薬局などで売っている伸縮タイプの粘着テープを用意して、両足の親指のつけ根に巻きつけて歩く方法だ。

●テープが巻かれている親指に自然と意識が集まって、内側に重心がかかるようになり、テープに対する違和感を解消しようと、無意識に親指が地面を踏みしめようとする。

●それによって、ひざ関節を支える太もも内側の筋肉も自然と強くなり、脚も疲れにくくなる。

●親指のテープは、一重で十分。あまり強く巻き過ぎると、血流が滞ってしまうので注意しよう。
●朝起きたときに巻いて、入浴前にはずす。

◉しゃくとり足運動で疲労回復

慣れないスーツを着て、就活に励む毎日。先の細い靴やヒールの高い靴で颯爽と歩きたいのに、外反母趾なので、家に帰るとぐったり。足をモミモミするのが日課になってしまっている。

そんな足トラブルに悩む方におすすめのエクササイズが、しゃくとり足運動。

●まず、つま先を揃えて立ち、足指を握るように曲げたり伸ばしたりしながら、指の力だけで地面（床）を押して前へ進む。
●すねが痛くなったら、ストップ。
●イスに座って、足もとにタオルや新聞紙をおき、足指で手前につまむエクササイズも有効だ。

ふだん意識することが少ない足指を動かすことで、末端の血行が良くなり、疲労回復につながるし、足裏の筋肉を鍛えることで、疲れにくい足になる。

◉巻き爪は、コットンパッキングでケア

巻き爪とは、深爪と先の細い靴をはいていることで起こりやすい。爪が伸びてくると、両端の先端が親指にくいこんで、歩くのがつらくなる。

ただ、軽度の巻き爪なら、コットンパッキングで解消できるかも。

●入浴後、両先端の爪と皮膚のあいだに、米粒ほどの大きさに丸めたコットン（脱脂綿）をピンセットで詰める。

伸びた爪が皮膚に巻き込まないよう防止する、セルフケア。コットンは毎日替えること。

重度の場合は、専門医を受診しよう。

足・脚のむくみをとるマッサージ

◉むくみ解消には、お風呂マッサージがいちばん！〈足首編〉

リンパや血液の流れを良くするには、バスタイムの脚マッサージが最適だ。ポイントは、〝押しながら、動かす〟こと。アンチエイジングデザイナーの村木宏衣さんが提唱する、お風呂マッサージを紹介しよう。

指またほぐし

●両手で足先を包み込むように持ち、動脈と静脈がつながる足指のあいだに手の親指を入れて、もみほぐす。

●右手で親指の指また、左手で小指の指またと、同時に二カ所ずつ行うといい。

足の水かきながし

●足の甲を両手で包み込むように持ち、足先から足首に向かって、足の骨のあいだを滑らせるように手の親指でほぐしていく。足の甲のむくみ解消に最適。

足首まわし

●右足を左脚の太ももの上に乗せ、右手でくるぶしの下にあるくぼみをつかみながら回す。
●左手の指は、右足の指のあいだに入れてグルグル一〇回、逆回りも一〇回。
●左足も同様に行う。足首の緊張をゆるめる効果がある。

◉むくみ解消には、お風呂マッサージがいちばん！〈ふくらはぎ編〉

「第二の心臓」といわれる脚の中でも、ふくらはぎは、最も疲れやすくてむくみやすい部位。深層のリンパの流れや血行も良くする方法が、これだ。

ピンチ・マッサージ

●左手で左足首をピンチのように押しつかみながら、そのまま上のひざに向かって押し上げる。
●ひざ下のくぼみまできたら、くぼみをグッと押しながら、つま先をぱたぱたと上下させる。
●一〇回ずつ、右脚も同様に行う。

ふくらはぎ押しマッサージ

●左脚のくるぶしの少し上を、ふくらはぎの骨に触れるようにつかむ。
●そのまま一〇回ほど、つま先を上げ下げする。右脚も同様に。

ひざ裏リンパマッサージ

ひざ裏は、リンパの関門であるリンパ節が集まっている大切な場所だ。
●親指以外の両手の四本の指で、ひざ裏のくぼみを押しながら、つま先を一〇回上げ下げする。両脚を交互に行う。

ひざ小僧マッサージ

●脚を伸ばして座り、両手のひらをグーにして、四本の指でひざのお皿を下から上へ半円を描くようにほぐす。
●次に、同じくグーにしたまま、ひざ上の肉を持ち上げるように下から上へほぐす。左右両方の脚で三〇秒ずつ行う。

◉むくみ解消には、お風呂マッサージがいちばん！〈太もも編〉

気がつけば、太ももがボコボコ。運動不足や加齢などの条件が重なってできた、セルライトと呼ばれる脂肪細胞の固まりだ。悲しいことに、一度ついたセルライトはなかなか解消できないが、これ以上つかないように予防することはできる。

気になる部分をつかんで、脚を蹴り出し、溜まっている血液とリンパを押し流す方法だ。

セルライトつまみ出しキック

●内ももを両手でつかんで、そのまま脚を前へ蹴り出す。

●セルライトが気になる場所を三カ所ほどに分けて、一カ所につき一〇回ずつ蹴り出す。

●外ももも同様に行う。

内太ももマッサージ

●左ひざを倒して座り、両手を重ねて内ももに当てる。手のひら全体を使って、体重をかけながら小さな円を描くようにマッサージ。

●ひざ上からもものつけ根に向かって、三カ所ほどに分けて行う。右脚も同様に。

ひざつかみゆらゆら

●左脚を伸ばして左手をひざの上に当て、右手で左脚のつけ根、そけい部を押さえる。そのまま、ひざを左右に揺らす。
●右脚も同様に。
●リンパの集まる場所を刺激しながらひざを揺らして、リンパの流れを体の中心に向かって促す。

時間や回数にこだわらず、無理なくできる範囲で行うことが大切だ。

◉脚上げ体操で、むくみ解消

疲れがたまってくると、もともと重力によってたまりやすい脚の血液の流れが悪くなって心臓に戻らなくなる。下半身がむくみがちなのは、そのせいだ。そんなときは、脚を高く上げて、血液を心臓に戻してやればいい。

あおむけに寝て、両手・両脚を上に上げて、ぶらぶらさせるだけでいい。少し速めにぶらぶら振るのがコツだ。

ヒザの痛みをとる方法

◉お尻を振ってヒザ痛を防ぐ

日本人女性の八割は、O脚だといわれる。男性に比べて股関節を支える筋肉の量が少なく、筋力も弱いためだ。また、左右の脚の長さが違う人も意外に多く、どちらも、股関節のゆがみを起こす遠因になる。

O脚や脚長差による股関節のゆがみは、ひざに負担をかけるため、ひどい痛みを引き起こす。つまり、ひざ痛を防ぐには、股関節のゆがみを正すことが必要なのだ。

改善法は、

- **イスやテーブルに両手をついて、お尻を左右に振るだけ。**
- **手をついたとき、後頭部から首のうしろ、背中、お尻までがまっすぐになるように、注意すること。**
- **脚は肩幅程度に開き、背中を伸ばして、お尻はゆっくり小さく振るのがコツ。**

背中から脚にかけての筋肉を伸ばして柔軟にする一石二鳥のポーズだ。

◉腹巻きが治す、ひざ痛の隠れ原因

ひざ痛というと、中高年を真っ先に思い浮かべるが、最近は若い世代にもひざがキシキシ痛くなるという人が増えている。それは、お腹の冷えが隠れ原因かも。薄着で一日中冷房にさらされ、冷たい飲み物ばかりとっている若者にも、便秘やひざ痛の悩みが意外と多いのだ。

お腹が冷えて腸や周辺の血流が滞り、筋肉が硬直する。それが骨盤や股関節のゆがみを生む原因となり、ひざ痛を引き起こす。

まるで、〝風が吹けば桶屋が儲かる〟みたいな理屈だが、自律神経を通じて体の異変はさまざまな場所に影響を及ぼす。

冬はもちろん夏でも、クーラーの冷えから体を守る腹巻きをして、体温を上げることが肝心。冷え性体質でも、体温をゆるやかに上げてお腹を温め、冷えと腸の硬直が解消できれば、関節痛にもさよならできる。

◉テニスボールでヒザ裏の筋肉強化

運動不足でひざの筋力が低下してくると、関節に無理がかかってひざ裏に痛みが出る。とくに、ひざの内側にある内側広筋という筋肉が衰えると、ひざの関節が徐々に外側へ引っ張られてO脚になったり、ひざの軟骨に負担をかけてしまうことに。

今はひざ痛なんて関係ないと思っている人も、将来に備えて、ひざ裏の筋肉を強化しておこう。簡単な強化策は、硬式テニスボールによるひざ裏刺激だ。

●脚を曲げてひざ裏にテニスボールを挟み、両手でひざを痛くない程度に抱え込む。

●ひざ裏が「痛気持ちいい」と感じる程度の状態を、片足三〇秒ずつキープ。

●朝・昼・晩と一日三回を目安にやってみよう。

筋肉がほぐれた入浴後に行うと、さらに効果的だ。

◉タオル一本でヒザ裏の筋肉強化

理屈はテニスボール方式と同じだが、タオル一本でも、ひざ痛を和らげることができる。

- タオルを固く結び、拳くらいの大きさの結びめをつくる。
- あおむけに寝て、タオルの結びめがひざ裏に当たるように引っ掛け、太ももが胸につくようにタオルを手前に引っ張る。
- ひざ裏が「痛気持ちいい」と感じる程度の状態を、片足三〇秒ずつキープする。
- 朝・昼・晩と一日三回を目安にやってみよう。

◉ひざの痛みに缶コーヒー

お得意先のあいさつ回りで一日中、歩いていたら、突然、ひざ裏がチクチク。ひざのお皿も笑っているような気がする。でも、まだまだ休むわけにはいかない。

そんなとき、急場の応急処置として温かい缶コーヒーが重宝する。

●缶コーヒーをひざ周辺に当てる、いわば、インスタント温湿布だ。
●ひざ裏からお皿、内側外側とひざまわりをじんわり温めてやると、痛みの緩和に役立つはず。
●疲労がたまっているふくらはぎも、足首からひざに向かってもみほぐす。下から上へ、さするようにソフトタッチでほぐすのがポイントだ。
●家に帰ったら、ぬるめのお湯にゆったり浸かってマッサージすることも、忘れないで！

◉手の指先を歯ブラシでこすって、ひざ痛改善

ひざの痛みを手で解消？　じつは、足裏と同様に、手の指先には「井穴《せいけつ》」という「泉のようにエネルギーが湧き出るツボ」がある。ここを押せば、全身マッサージと同じような効果が得られる、魔法のツボだ。とはいえ、肝心のツボの場所が正確にわからなければ、効果は半減するかも？

そこで登場するのが、歯ブラシだ。ツボの周辺全体をこすって刺激するだけ。一点集中ではなく、万遍なく全体刺激で症状緩和を目指すのだ。

●ひざの痛みには、小指の第二関節の外側にある「後頭点《こうとうてん》」のツボへの刺激に効果がある。
●歯ブラシで小指第二関節のあたりを外側に向かってシュッシュッとこすってみよう。
●気持ち良く感じる程度の強さで、左右それぞれ三分ずつ。

ほかのツボにも応用できる、便利ワザだ。

ガンコな足の疲れは寝る前にとる

◉下半身のだるさは、足枕でスッキリ

一日中、立ち仕事をしたせいか、家に帰って靴下を脱いだら、足首に靴下の跡がくっきりついていて、なかなか取れない。そんな日は、足枕に限る！

●夜寝るときに、丸めたタオルケットや座布団で枕をつくり、足を乗せるだけ。
●心臓より高い位置に足を置くことで、下半身に溜まりやすい疲労物質や老廃物を流し去り、足のだるさや疲れがスッキリとれるはず。

●足枕の高さは、一〇〜一五センチくらいを目安に。
あまり高く上げ過ぎると、脚のつけ根を圧迫してむくみが悪化したり、腰に負担がかかることもあるので、注意しよう。

◉ふくらはぎの痛だるいを解消するには、足裏を冷やす

美容師や飲食店の店員などで立ちっぱなしの仕事をしていると、夕方には脚の疲れがピークに。だるさを通り越して、ふくらはぎに痛みさえ感じることも。

そんなときは、足裏を冷やして、疲れをとろう。

●夜寝る前に、足裏を三〇分ほど冷湿布するのだ。
●湿布を貼る場所は、土踏まずの部分。
●この場所を集中的に冷やすことで、脚のほてりやむくみをとることができる。
●冷却剤などをタオルに包んで、三〇分ほど足裏に当てておけば、翌朝には、すっかりむくみがとれているはずだ。

◉ショウガ風呂でひざストレッチ

体を温めるには、なんといっても入浴が最適だが、すったショウガを布で包んで湯船に入れるショウガ風呂は、温め効果が最大限に期待できる入浴法だ。

ショウガに含まれるジンゲロールやショウガオールといった辛み成分が、皮膚の毛細血管を拡張させ、血流を促してくれるからだ。

ひざの痛みを抱えている人は、ショウガ入り布袋で痛みのある関節部分をこすってみよう。ショウガの有効成分が、すばやく皮膚に作用するとともに、こすることによるマッサージ効果も加わって、痛みが緩和される。

◉はちみつ＋塩をぬりこんだあと、水とお湯で交互に足湯

脚の疲れをとる方法としてバツグンの効果を発揮する足湯だが、少しの工夫でさらにパワーアップする方法がある。

● あら塩とはちみつを五対一程度の割合で混ぜ、足首からふくらはぎ、ひざのあたりまで塗りこむ。

● その後、心臓から遠い足首から上に向かって、さするようにマッサージを加えたあと、水とお湯に交互に足をつける。

● 一分置き三セットぐらいを目安に、やってみよう。

脚の疲れはもちろん、むくみもすっかり解消。美脚づくりの裏ワザだ。

足・脚の痛み、むくみを改善する食べ物はコレ！

◉酢漬け昆布で関節痛がラクになる

足やひざの痛みは、加齢と一緒に増えてくる。とくに、閉経後の女性を悩ませる骨粗鬆症や関節痛を予防するために、自然の健康食品である昆布を積極的にとることをすすめたい。

昆布の重要なポイントは、次の三つだ。

●ビタミンとミネラル

骨粗鬆症を防ぐために必要なカルシウムと、ナトリウムの体内蓄積を防ぐカリウムが豊富である。

●たっぷり食物繊維

昆布のヌルヌル成分には、水溶性食物繊維のアルギン酸がたっぷり。ナトリウムの排出促進のほか、カリウムとの相互作用で高血圧改善効果が期待できる。

●カロリーが少ない

脂質が少ないのでカロリーがほとんどなく、いくら食べても太らない。

昆布と相性のいい酢と組み合わせれば、相乗効果もウナギ上りにアップ。酢に含まれる有機酸が消化液の分泌を高めて昆布の消化吸収を助ける役目を果たし、おまけにカルシウムも吸収されやすくなる。

関節痛予防の万能薬のような**酢漬け昆布**は、

●だし昆布をひたひたの酢に数日間、漬けておくだけ。

●酢の物、和え物、ドレッシングソースなど、使い道も多彩。

◉ひざ痛には、なめこ・サトイモ・オクラのネバネバ成分が欠かせない

ひざ痛は、じん帯や腱の弾力性を保つコンドロイチンや、軟骨の痛みを和らげるグルコサミンの不足が引き起こすもの。加齢とともに減ってしまうため、食品として体内に取り入れることが、痛みの軽減に役立つ。

ひざ痛改善にぴったりな食品が、ネバネバ成分たっぷりのなめこやサトイモ、オクラだ。

関節の骨と骨がぶつかる衝撃を和らげるコラーゲン成分を含んだ鶏肉や、骨を丈夫にするカルシウムやマグネシウムが詰まった干しエビもおすすめ。

◉最強タッグのワカメヨーグルトで痛み知らず

健康のために、毎朝、ヨーグルトを食べている人は多いだろう。そこで、もうひと工夫！　ミネラル成分豊富なワカメを混ぜたワカメヨーグルトを勧めたい。

ひざ関節の痛みを和らげるには、カルシウムとマグネシウムの摂取が大事で、ワカメには、カルシウムやマグネシウム、亜鉛など、体に必要な栄養がたっぷりと含まれている。ヨーグルトの乳酸菌には、カルシウムとマグネシウムの吸収を助ける働きがある。つまり、ワカメとヨーグルトの食べ合わせは、ひざ痛解消の最強タッグなのだ。

◉骨を強くする食べ合わせのコツ

足を丈夫にして、ひざ裏などの関節痛を予防するには、骨の強化が欠かせない。骨の主成分であるコラーゲンとカルシウムを積極的に食べるのがいちばんだが、効率良く体内にとりこむコツがある。それが、食べ合わせだ。

コラーゲンとカルシウムは、摂取方法によって吸収率に差が出てしまうので、それぞれの吸収率をアップさせる食べ合わせを紹介しよう。

コラーゲンを効率よくとるコツ

①ビタミンCと一緒にとる……食品から摂取されたコラーゲンは、体内でいったん分解され、再合成されるときビタミンCが必要になる。

②スープや煮こごりにしてとる……コラーゲンが加熱されると、分解してより吸収率の高いアミノ酸となってスープに溶け出すため、体内に吸収しやすくなる。

カルシウムを効率よくとるコツ

①ビタミンDと一緒にとる……カルシウムを腸で吸収し、骨に沈着させる作用がある。

②マグネシウムと一緒にとる……骨からカルシウムを流出させる副甲状腺ホルモンの分泌を抑える働きがある。

③酢や柑橘類を一緒にとる……カルシウムが酢や柑橘類の果汁にとけて水溶液化されることで、胃腸での吸収が高まる。

◉カリウム（パセリ・アボカド・ホウレン草・納豆）摂取で脚のむくみを解消

脚のむくみの原因のひとつは、塩分の取り過ぎといわれる。普段の食生活で、減塩を心がけることが大切だが、ナトリウム排出効果のあるカリウム豊富な食品を積極的に食べれば、むくみ解消への早道だ。

カリウムを多く含む食品の筆頭は、パセリ。アボカド、ホウレン草、納豆などの大豆製品も含有量が高い。

◉骨粗鬆症予防に、キクラゲスープでビタミンD補給

豊かな食生活を謳歌する日本社会だが、摂取量が不足しがちな栄養成分といわれるのがビタミンD。しかし、カルシウムの吸収を高め、骨の新陳代謝を活発にする働きがあるビタミンDは、丈夫な骨づくりに欠かせない栄養だ。

ビタミンDは、魚やキノコ類に多く含まれ、中でもバツグンの含有量を誇る食品がキク

ラゲだ。食物繊維も豊富で、鉄分も多く、栄養価の高いキクラゲを毎日欠かさずとりたいもの。

ビタミンDは脂溶性の栄養素なので、少量でもいいからゴマ油などの食物油を加えて調理すると、さらに吸収しやすくなる。

骨粗鬆症が心配される中高年になってからでは遅過ぎるのだ。

第8章

胃腸の疲れをとる裏ワザ

お腹が張って苦しいときの裏ワザ

◉お腹が張ったときはこのマッサージ

いつもお腹が張ってすっきりしない、膨満感でいっぱいで苦しいという人は、意外に多いもの。とくに若い女性に多い。

胃腸の働きが弱って食べた物をうまく消化できないと、便秘になったり、お腹にガスがたまってパンパンに張ってしまうからだ。

日ごろの食生活の改善や運動が大切なのだが、いますぐ不快感を取りたいというときの手軽な処置は、お腹のマッサージだ。

- **手のひらをお腹に当てておへそを中心にゆっくりとさすりながら「の」の字を書くように回していく。**
- **五分くらいつづけていれば張りが減ってきて気持ち良くなってくる。**

◉手のひらでお腹を温める

マッサージよりもっと簡単な応急処置は、手のひらをお腹に当てて温める方法。お腹にはおへその上みぞおちの部分、おへその下五センチくらいの部分、おへその両脇三、四センチの部分にツボがある。

●この部分に手のひらを三〇秒くらいじっと当てて、手のひらの温度で温めるだけ。

これを何度かくり返して行う。

●体を横にできるのなら、仰向けに寝て、お腹の上に手のひらを当ててゆっくり休むとベストだが、横になることができなければ、イスに座ったまま、行ってもいい。

◉お尻を叩いて張りを取る

お腹にガスがたまるのは、腸の働きが鈍って腸の中で異常発酵や消化不良が起きているからだ。そこで、腸の働きを活発にしよう。それには意外だが、腰の筋肉を少し刺激するといい。腰を刺激すると、腸の動きも活性化される。

●まずイスに座って腰の部分を手をこぶしに丸めて軽くトントンとたたく。

●しばらくつづけたら、徐々に上に向かってウエスト部分までたたいていき、また腰に向かって下げていく。

痛みを感じるほど強くたたいてはいけない。軽く痛くない程度にたたくこと。気持ちよく感じる部分があったら、そこをしばらくたたいて刺激しよう。腸の運動も活性化されるはず。

◉ガスをお腹にためないコツ

お腹が張る大きな原因はガスがたまってしまうからだ。ではガスはどうしてたまってしまうのか。その原因は食べ物や飲み物と一緒に空気を過剰にのみ込んでいるからと、暴飲暴食をしてお腹にたまった食べ物が異常発酵しているから。

●空気をのみ込まないようにするには、ゆっくりよく噛んで食べること。

●一口食べたら三〇回を目安にしっかり噛むこと。

◉足の三里をマッサージする

足の三里は、ひざの下の出っ張りのある骨から指三本分くらい下で、すねの外側二～三センチのところ。昔からあらゆる症状に効く万能のツボである。

胃腸が弱ったときにも効果があることで知られる。この三里を手のひらや指で少し強くマッサージすると、腸の働きをよくする効果がある。

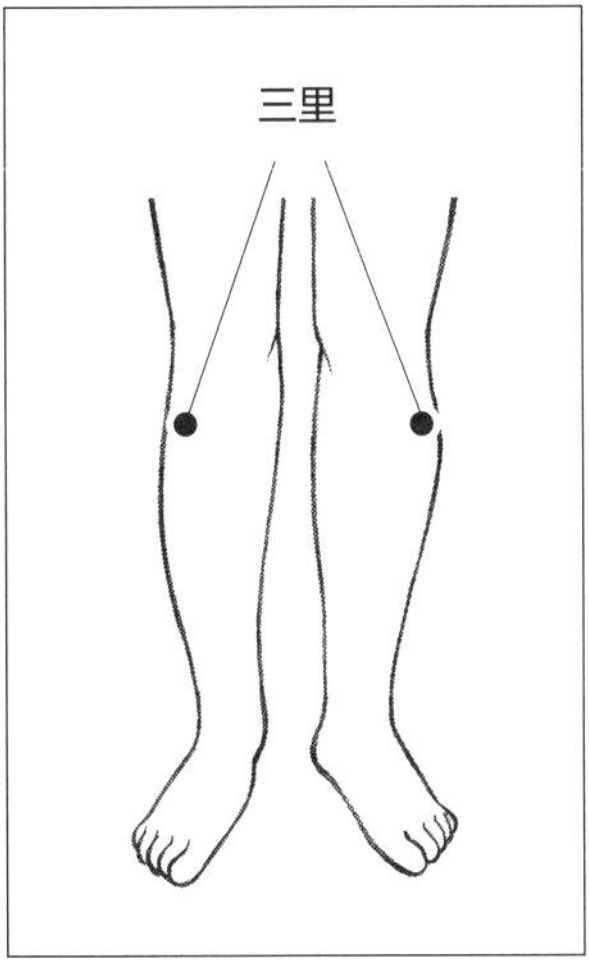

◉たまったガスを出すコツ

お腹にガスがたまったときは、お腹を刺激して腸にたまったガスを出そう。そこで次のストレッチをしよう。

●布団の上に体を腹這いにして、腸の部分を下にして布団に押しつける。
この姿勢のまましばらくじっとしているだけでも、ガスが抜けるが、まだ効き目がなかったら、
●腹這いのままひざの下に枕か座布団などを入れて、ひざの部分を高くする。
●さらにひざ下からの足を空中で曲げたり伸ばしたりして動かしていると、腸が刺激されて運動し始め、ガスがおならになって抜ける。

急な腹痛を治す裏ワザ

◉下痢が原因の腹痛の応急手当て

通勤や通学途中で、また大事な授業や会議のときに、急にお腹が痛くなって困ったということが、誰にも一度や二度はあるはず。
●下痢が原因の腹痛なら、お腹を右手で反時計回りに五分くらいなでる。

それだけだが、下痢が原因なら五分ほどつづけていると、しだいに痛みがやわらいでくる。なぜ反時計回りになでるのかというと、腸は時計回りに回っているので、活発になり過ぎている腸の動きを、反時計回りになでることで抑制するからだ。

●逆に、便秘が原因で急に腹痛になったときは、時計回りになでると、腸の動きをスムーズにすることができる。

でもこの方法は、あくまで下痢と便秘が原因でお腹が痛くなったときしか効果はない。ウィルスが原因だったり、何か他の原因による病気のせいで腹痛がするときは、病院で診察を受けるしかない。

◉冷えによる腹痛を治すコツ

冷たい飲み物をとり過ぎたり、冷房でお腹を冷やし過ぎたりすると、お腹が急に痛くなったりする。これは、体を冷やしたために体全体の血液の流れが悪くなって、胃腸の機能を司る血流も悪化して腹痛が起こるのだ。

したがって、まずは腹部を温めることが肝心。

●できれば体を横にしてお腹を毛布やタオルケットで温めて、しばらくじっとしていれば、しだいに痛みもおさまってくる。

●仕事中などで横になれないときは、携帯用のカイロで温めよう。

よくお腹が痛くなる人は、使い捨てカイロを常備しておくこと。

または、温かい飲み物を飲む。ただし、飲み物によっては下痢を引き起こす原因にもなるから要注意。

◉お腹を冷やさないためにこれを使用

お腹が冷えやすいという人は、腹巻きを常に着用しよう。腹巻きというと、カッコ悪いイメージがあるが、いまでは、おしゃれでスリムなもの、ヒートテック製品のものなどいろいろ出回っているし、名前も腹巻きではなく「ボディウォーマー」とおしゃれだ。

大手スーパーの下着売場でも扱っているから、試してみよう。

◉電車の中で下痢が原因の腹痛が起きたら？

下痢が原因で急に始まった腹痛は、食中毒のような病気ではなく、ちょっとした食べ過ぎ、飲みすぎが原因の下痢なら、それほど心配ではないので、トイレに駆け込めば治る場合が多い。しかし、電車の中などで、トイレにすぐに行かれないときはどうしたらいいだろう。

●電車の中なら、座席に座らずまっすぐに立つ。立っているほうが痛みも軽くなるし、便意も鎮まる。

前かがみになってお腹を押さえるポーズは、お腹が痛いときの定番のカッコウだが、これはじつは便意を刺激してしまう。

●姿勢を正してお尻に意識を集中させて肛門を収縮させる。

●駅に降りたら、焦らず、落ち着いてゆっくりとトイレに向かう。

ここで駆けだしたりすると、便意が一気に刺激されるので、トイレまで間に合わないという事態になる場合もある。

過敏性腸症候群でお腹がキューっとなったときは？

◉腹式呼吸で腸を落ち着かせるワザ

トイレに行きたいのに、トイレが近くにないという状況におかれると、どうしよう？という不安から、ますます便意がつのり、お腹がキューっと痛くなる……過敏性腸症候群の人がよく起こす症状である。

こんなときにおすすめなのが、深呼吸だ。電車の中などで「便意が起こりそうだ」と感じたら、症状が激しくならないうちに、**腹式呼吸**をしよう。

- **まず、鼻からゆっくり息を吸い、吸った息でお腹を風船のようにふくらませる。**
- **次に息を止め、ゆっくりと細く口から息を吐き出す。**
- **吸うときよりも吐くときのほうをゆっくりと長く吐くのがポイント。**

交感神経の働きをしずめて腸を落ち着かせるのに効く。

◉リラクゼーション法で腸のけいれんを鎮める

お腹がキューっとなってトイレに行きたくなったが、トイレに駆け込めない、というときに、このリラクゼーション法で筋肉の緊張をほぐせば、リラックスできて腸を落ち着かせることができる。

●まず、両手のひらをギュッと思いきり握って握りこぶしをつくる。
●ゆっくり一〇まで数えたら、パッと両手を開く。
●次に二〇まで数えたらもう一度ギュッと握ってこぶしをつくり、一〇まで数える。
●これを何度かくり返す。

これだけのことで、筋肉の緊張がやわらぐので、交感神経をしずめ、腸のけいれんを鎮めることができる。

弛緩性便秘の不快感を改善するコツ

◉弛緩性便秘を防ぐ朝の行動

便秘になると、常にお腹が張っている膨満感、便が出切らない残便感、食欲低下のほか、肩こりや頭痛、だるさなどの症状も出てくる。便秘には急性・一過性のものと慢性・習慣性のものがあり、慢性の代表的な便秘が弛緩性便秘。これは腸の力が衰えて便を押し出そうとする大腸の蠕動運動が弱くなって起こる。

毎朝自然にトイレに行きたくなるのが理想だが、朝忙しくてトイレに行かれなかったり、便意が起きても我慢していると、便秘になりやすくなる。そこで、意識的に毎朝排便のリズムをつけよう。

朝起きぬけに冷たい水か牛乳をコップ一杯飲む。空っぽの胃に水分が入ってくることで、胃腸が刺激されて、大腸の蠕動運動も高まり、便意が生じる。

◉夜寝る前の食事、ダラダラ食いが便秘の原因

体内で消化・吸収が行われているときは、排泄の動きは止まっている。

夜遅く寝る前に食事をとると、寝ている間も体は消化・吸収の働きをしているので、翌朝起きたときに、排便がスムーズに行われなくなって便秘になる。

また、間食ばかりしていたり、晩酌しながらのダラダラ食いも、常に胃の中に食べ物がある状態なので、胃腸の消化・吸収運動が追いつかず、便秘になってしまう。空腹になる時間をつくると、胃腸の働きを活発にするホルモンが働くので、腸の中にある便を排泄へと送りだしてくれるが、このホルモンは空腹の時間がないと分泌されない。

寝る前の食事とダラダラ食いは厳禁で、空腹になる時間をつくることが便秘解消のコツだ。

◉毎朝、起きたときにする便秘予防体操

弛緩性便秘の大きな原因は、運動不足と腸の筋力の低下。腹筋を鍛えて強化すれば便秘が改善される。そこで目覚めたときにできる簡単な体操を毎朝続けてしょう。

●まず、布団の上に仰向けに寝たまま、両手は体の脇に置く。
●両足はひざを伸ばした状態で、布団から両足を一五～三〇センチ浮かせてその姿勢を一〇秒間キープする。これを五回くり返す。
●次に、仰向けに寝たまま、両足はまっすぐに伸ばしておく。
●両手は頭の後ろで組んでゆっくりと頭を上げていき、おへそをのぞき込むようにしてその姿勢を一〇秒間キープする。これを五回くり返そう。

◉バタ足運動が腹筋力アップに効果的

●うつぶせで寝て両手は顔の下に置く。両足のひざは伸ばしたまま、太もものつけ根から

ゆっくりと交互に上下させる。
●水泳のバタ足をする感じで両足を一〇回くらい上下させる。
●つぎに両足を交互にひざを曲げ、かかとで軽くお尻をたたくように動かす。
●これも一〇回くらい続けよう。

◉会社でデスクワーク中もできる腹筋運動

仕事の合間にイスに座ったままできる腹筋運動をしよう。
●上半身をやや前に傾けて、片ほうの足の太ももを上半身のほうへグッと引き寄せる。
●引き寄せた状態で、意識的に腹筋に力を入れてそのままの姿勢で五秒キープする。
●もう片方の足も同様に五秒キープする。
●左右の足を交互に一〇回くり返そう。
仕事の合間にいつでも簡単にできて、意外にお腹がスッキリする。

お腹がゴロゴロ鳴るのをとめるワザ

◉空腹でお腹が鳴るのをとめるワザ

授業中や会議中などにお腹が突然グルグル、ゴロゴロ、グゥーと大きな音で鳴りだし、恥ずかしい思いをしたことがある人はけっこういるだろう。お腹が鳴る原因には二つあり、空腹時に胃が食べ物を消化しようと待っているのに、何も胃に入ってこないと、胃の壁が収縮してお腹が鳴る。

もう一つは、飲み込んだ空気やお腹にたまっているガスが胃腸の中で蠕動運動によって消化液や分泌液とまざるときに鳴る。

空腹のときに鳴る音をとめるには、規則正しい食生活が大事で、朝食抜きなどがもっともいけないのだが、とりあえずの応急処置は、**キャンディーをなめる**、**クッキーをつまむ**、**コーヒーやココアを飲む**などで、ひとまずは抑えることができる。

空腹時のお腹の鳴る音を抑えるクッキーもコンビニなどで市販されているから利用しよ

う。

◉空腹じゃないのにお腹が鳴るのをとめるには？

食べるときに空気を大量に飲み込んだり、お腹にガスがたまっていると、ゴロゴロとすごい音で鳴ることがある。

これを即効でとめるには、

①イスに座ったまま、思い切り背筋をピンと張って、お腹を前に突き出す姿勢をとる。
②お腹のみぞおちを手のひらで強めに押す。
③深呼吸して背中をこぶしで軽くトントンとたたく。
④手の甲の親指と人差し指の間のツボを痛みを感じるくらいに強く押す。

不快な胃もたれを解消するワザ

◉油っこいものを食べた後の胃もたれ解消に炭酸水

食べ過ぎたり、油っこいものを食べた後に胃もたれがすることがよくある。医者にいくほどでもなければ、消化薬を飲んでがまんするという人が多いだろうが、消化薬がなかったら、炭酸が入ったジュースやペリエなどの炭酸水をコップに半分くらい飲むとスッキリする。炭酸が、油っこいものを消化するために過剰に分泌された胃酸を中和させるからだ。

ただし、飲みすぎると逆にもたれることもあるので、飲みすぎないことが肝心。

◉胃もたれには、りんごのすりおろし

食後にりんごを一個すりおろして汁ごと食べるか、ジューサーでりんごジュースをつくって飲むとスッキリする。りんごには消化を助ける働きがあるからで、リンゴ酢も効き目

がある。

胸やけを防ぐワザ

◉食後の胸やけには、牛乳と水をこまめに飲む

胃の中の消化液である胃酸は強い酸性を持ち、消化や殺菌を助ける働きをしているが、胃自体が胃酸で溶かされないように、胃の粘膜は特別の粘液で保護されている。ところが、食道にはその粘液の働きがないので、胃酸が食道に逆流すると胸やけが起こる。

暴飲暴食をつつしみ、規則正しい食生活が何より大事だが、胸やけしてしまったときは、牛乳と水をこまめに飲むと、水や牛乳が胃酸を洗い流すので、これだけでもスッキリする。

◉胸やけ解消に大根おろしとハチミツ

大根には、消化酵素のジアスターゼが豊富に含まれているので、胃の消化を助け、胃もたれや胸やけを防ぐ働きがある。

大根おろしをそのまま食べても胸やけ防止に効果があるが、大根おろしに好みでハチミツを適量加えると、ハチミツのフラボノイドの抗酸化作用がさらにプラスされるので、胸やけ解消に効き目がある。

夏は冷やして食べると気分がスッキリ、おすすめである。

第9章

睡眠で疲れをとる裏ワザ

一日は、朝で決まる！

◉仕事を制するコツは、朝を制すること

昔、長いあいだ人間はお日様と同じリズムで活動していた。つまり、それが自然なのだ。そして朝に強いということは、寝覚めが良く、疲労を蓄積しないようにできるということ。ちなみに、マイクロソフト社のビル・ゲイツも早起きで有名で、デスクワークはほとんど朝食前にすませるという。「果報は寝て待て」は良い諺だが、なかなかそういうわけにはいかない。やはり「早起きは三文の徳」なのである。

◉バナナで目覚めすっきり！

前日の夕食からだいぶ時間がたっているのだから、起きるころには自覚はなくても空腹状態になっているはず。つまり脳のエネルギーが不足し、血糖値も下がっているのだ。布

団からなかなか抜け出せないのもうなずける。

そこでエイヤッ！　と起きるには、行儀は悪いが、布団に入ったまま何かを口に入れるのもひとつの手。起き抜けにバナナやチョコレートなどを食べると、血糖値が上がって起きるきっかけをつかみやすくなる。普段から血圧が低めの人には、とくに効果的な方法だ。

◉布団の中で手足をグー・パー

小学校のころ、ラジオ体操をした記憶のある人も多いだろう。ラジオ体操は無理でも、布団の中で手と足の指を動かすだけで、起きる弾みをつけてくれる運動がある。

①仰向けになって体をまっすぐにし、両手を頭の上に伸ばす。
②手を握ったり開いたりしてグー・パーをくり返す。
③同様に足の指でグー・パーをくり返す。

こんな簡単なことでも、活動モード（交感神経）に切り替わってくるのが実感できるはずだ。これで足りないようなら両膝を立ててお尻を上下させたり、両手で枕を持ってまっすぐ上げ下げするなどして、起床！

◉目覚め効果バツグンのご飯とみそ汁

いうまでもなく、朝食は欠かせない。少しでも寝ていたいからと朝食を抜いたのでは頭の回転も鈍るし、疲れはたまる一方。この悪循環から抜け出すためには、体を活動状態へと導く朝食、とくにタンパク質をとることだ。

タンパク質にはチロシンというアミノ酸が含まれていて、これが脳を活性化させるのだ。だから、ぜひ朝にとってほしいものなのだが、逆にいえば、夕食にタンパク質をとりすぎると眠れない状態になりやすい、ということ。

タンパク質というと肉や魚を思い浮かべるが、朝はすぐにエネルギーに変わるご飯やパンを中心に考えればいい。そこに豆腐やみそ、乳製品などを加えていく。ご飯と納豆にみそ汁といった日本の朝ご飯は、その意味でも目覚め効果抜群なのである。朝食を抜くことが多い人は、とにかく毎朝食べることを習慣づけよう。

◉朝風呂・朝シャワーで脳と体を起こす

お風呂は、帰宅が遅くなったり疲れがひどいときはやめて、翌朝起きてからにしたほうがいい。朝風呂は頭を覚醒させ、気分を爽快にしてくれる。

ただし、体に急激な変化を与えるのは良くないので、寝起きのボ〜ッとした状態ではなく、きちんと目が覚めて水分をとってから入ろう。

睡眠に失敗しないコツ

◉自分の睡眠リズムをつくる

人にはもともと日中は頭も体もフル回転させて働き、夜はぐっすり眠るという機能が備わっているのだという。しかし、現代ではさまざまなストレスがあり生活習慣も乱れやすく、生活リズムをうまくコントロールできなくなっていることが多い。

では、うまくコントロールできている人はどうしているのかといえば、寝る時間、起きる時間を一定に保ち、自分のリズムをつくっている。

朝の七時に出社してブレックファストミーティングを行い、午前九時までには複数の打ち合わせを終えるビジネスパーソンもいるが、これは質の良い睡眠をとるよう努力しているからこそできること。朝を制する者は仕事も制するのだ。

◉寝るときは副交感神経（休息モード）を引き出す

睡眠に大きく関わるものに自律神経がある。自律神経には、交感神経と副交感神経があり、私たちはこの正反対の働きをするふたつの自律神経で健康状態を保っているのだ。

交感神経が働けばアドレナリンが出て活動態勢に入る。副交感神経は、休息しているときに働く。つまり、仕事をしているときや勉強しているとき、緊張状態にあるときは交感神経の、リラックスしたり眠ったりしているときは副交感神経の出番というわけである。

だから、交感神経ばかりが活動し副交感神経の出番が少ないと、疲れがとれにくくなってしまうのだ。休息を司る副交感神経をうまく誘導するためにも、寝る前はリラックスするのが望ましい。

◉睡眠は、時間よりも〝質〟が大事

二〇〇九年のOECD（経済協力開発機構）の発表によれば、日本人の平均睡眠時間は七時間五〇分だという。これは調査対象の一八カ国中一七位。ちなみに、もっとも長いのがフランスの八時間五〇分で、もっとも短いのが韓国の七時間四九分である。

脳や体のメンテナンスのためには六～八時間の睡眠が必要だが、その時間が確保できないこともあるだろう。しかし、実際には時間が短くても睡眠の質が良ければ、さほど疲れも残らず案外すっきり目覚められるものだ。つまり睡眠は、時間だけではなく〝質〟も重要なのだ。

◉レム睡眠の切れ目に起きる

睡眠はノンレム睡眠（体も脳も休んでいる）とレム睡眠（体は眠っているが脳が起きている）のくり返しで成り立っている。

周期は約九〇分で、ひと晩に四〜五回くり返されるが、深い眠りは最初の三時間にあらわれ、だんだん浅くなっていく仕組み。だから、ノンレム睡眠からレム睡眠に切り替わり、眠りが浅くなってきたときに起きるようにすればいいのだ。

この仕組みを理解したうえで必要な睡眠時間を算出すると、理想的には「約九〇分×四〜五回＝六〜八時間」の睡眠時間が必要ということになる。しかし、六時間も確保できないときは、九〇分単位で考えれば四時間半〜五時間がめどになる。

◉寝だめのコツは、寝る時間を早めること

休日の楽しみは惰眠を貪ること、という人もいるかもしれない。でも、寝だめには注意

が必要。

ポイントになるのは、寝る時間を早くして起きる時間を変えないこと。睡眠にはメラトニンというホルモンが影響しているのだが、これは夜九時以降に分泌し始め、眠気を誘っている。

だから、午後まで寝ていると睡眠リズムを狂わせるうえ、このメラトニンの活動に悪影響をおよぼすため、おすすめできない。がんばって普段どおりの時間に起きて、日中どうしても眠くなる場合は、一五分程度の昼寝をしよう。

◉恐るべし、睡眠障害！

ここで、睡眠をおろそかにする怖さも紹介しておこう。

日本では五人にひとりがなんらかの睡眠障害を訴えている。二〇〇六年のことだが、日大医学部の教授がその睡眠障害による仕事のミスやロス、つまり経済的損失を試算したところ、なんと年間三兆五〇〇〇億円にものぼることがわかったという。

また、なんらかの睡眠障害が恐ろしい結果を招いてしまったものがある。

一九七九年のスリーマイル島原発事故、一九八六年のチェルノブイリ原発事故、同じく一九八六年のスペースシャトル・チャレンジャー号の爆発事故などなど、これらの悲惨な事故は、すべて担当者の睡眠障害が一因であることが疑われているもの。しかも、これはほんの一例にすぎない。

この恐ろしい例でわかるように、睡眠が万全でないとこれほどまでの大過を招いてしまうことがあるのである。

良い眠りを得るための日中のコツ

◉電車での居眠りのすすめ

電車の中で居眠りするのは日本人の特徴のひとつ。電車のリズミカルな振動に誘われて、思わずこっくりこっくりしてしまった経験は誰にでもあるだろう。みっともないと思うかもしれないが、この短い仮眠が疲労回復にはとても効果的なのだ。

日本ではあまり聞かないが、欧米など海外の企業では短い昼寝を奨励しているところもある。つまり、午後三時までに仮眠をとると午後の仕事効率がアップし、その夜の睡眠にも影響を与えずにすむというわけ。

ただし、一五分以上になると深い睡眠への段階に入るため、その途中で起きると逆に疲れてしまう。だから、移動中の電車での居眠りは案外おすすめなのだ。

◉昼休みには仮眠をしよう！

先述のとおり、一五分くらいの仮眠は作業効率上もいいことがわかっている。

昔からラテンの国々には午睡を含めた昼休み「シエスタ」の習慣があり、今やアメリカでは「パワーナップ（一五～三〇分の仮眠のこと。時間あたりに対する睡眠の効用を最大化する睡眠法）」という言葉が日常化しているという。

しかし、欧米に限ったことではない。最近は日本でもビジネス街に昼寝サロンが登場するなど、昼寝の効用が認知され始めている。外に出かけていってお金を払わないまでも、ランチのあとなどの昼休み時間をつかい、デスクに座ったままでもいいので仮眠をとりたいものだ。

そのとき、ひとつコツがある。コーヒーなど、カフェイン飲料を飲んでから寝るのだ。カフェインの血中濃度は飲んでから一五～一二〇分後にもっとも高くなるので、一五分くらいの仮眠にちょうどいいというわけ。シャキッと起きられ、その後の仕事にもスムーズに入っていきやすい。

◉適度な運動のために、エレベーターやエスカレーターは使わない

人間の体温は明け方から上がり始め、夕方がもっとも高く、その後は眠りに入っていくためにだんだん下がっていく。そこで、夕方までにしっかり体を動かしていれば、体温のメリハリがついて、夜もぐっすり眠れるようになる。

体のためにも良い睡眠のためにも、適度の運動はしたいもの。わかっていても、これがなかなかできない。しかし運動といっても、何もスポーツジムに通うことはないのだ。

午後の移動や帰宅途中など、ついついエレベーターやエスカレーターに乗ってしまってはいないだろうか。それをやめて階段を使ったり、早歩きを心がけるくらいでいいのだ。

これを習慣づけるだけでも、かなり違ってくる。ただし、遅い時間で疲れている場合などは無理せずに。

夕方以降の過ごし方のコツ

◉就寝が遅くなりそうなときは、夕食を二回に分ける

帰宅が遅くなり、寝る間際にしか食事ができないときもあるだろう。良い睡眠のためにも体のためにも、食事は寝る二時間前にはすませておくことが理想だが、どうしても無理な場合は、夕方にちょっとだけ食べておくことをおすすめする。

コンビニなどで買えるゆで卵などの高タンパク質のものやバナナなど、簡単に食べられるものでいい。

そうすれば、家に帰ってからしっかり食べなくても満足でき、うどんなどの消化の良いものと野菜をとるぐらいですませられる。その場合でも、寝るまでに三〇分は間をおきた

い。

夜遅くなったときはくれぐれも満腹になるまで食べないようにしよう。消化のために交感神経がフルに活動し、休まるどころではなくなるのだ。それくらいなら、いっそ空腹のまま寝たほうが睡眠の質も良くなるし、寝覚めもスッキリする。

◉カフェイン摂取は寝る四〜五時間前まで

いうまでもないが、コーヒーなどに入っているカフェインには覚醒作用がある。カフェインは摂取後三〇分くらいから効き始め、四〜五時間持続する。だから、コーヒーや紅茶、玉露やウーロン茶、コーラ、チョコレートなど、カフェイン入りのものをとるのは寝る時間の四〜五時間前まででやめたほうがいいのだ。

その代わり、飲み物がほしいときは、ハーブティーやレモン水などをおすすめする。

◉お酒は睡眠妨害剤でもある！

仕事の流れで、またはストレス解消になど、お酒を飲む機会が多い人もいるだろう。しかし、よく眠れる気がしても、飲酒には大きな落とし穴がある。

たしかにお酒を飲むと血行が良くなるため寝つきは良くなるのだが、その反面、利尿作用もあって途中で目覚めやすくなる。

また、飲酒後三時間くらいでアルコールは毒性をもつアセトアルデヒドという物質に変わってしまうので、交感神経を刺激する。そうすると体温を上げるので安静状態でいられなくなり、睡眠の質が低下してしまうのである。

つまり、お酒を飲む場合は寝る三時間前まで、ということになる。なかなかそうはいかないかもしれないが、心がけたいポイントだ。

◉愛煙家のみなさん、ご注意を！

カフェインと同様、ニコチンにも覚醒作用があるのはご存知のとおり。体への害はさんざんアナウンスされているが、ストレス解消になるという言い分も否定はできない。とはいえ、睡眠の点から考えると、喫煙にはやはり危マークが点灯するのだ。

なにしろ一本吸えば八秒後には脳にニコチンが到達し、覚醒状態が三〇分はつづくというのだから、寝る前の一本は寝つきを悪くすること確実なのである。できれば、夕食後に煙草を吸うのは控えることをおすすめする。

寝る前の過ごし方のコツ

◉寝る前の入浴はぬるめのお湯に

熱いお風呂に入ると交感神経が刺激され頭も体もシャキッとするので、朝風呂は熱めに限る。ただし、夜はぬるめのお風呂が鉄則。三八～四〇度のお湯にゆっくりつかってリラックスすることが、心地よい入眠剤になるのだ。それでも熱いお風呂が好きだという人は、就寝の二時間前までに入浴をすませること。

◉お風呂のあと、パソコンは封印

ぬるめのお風呂に入ったあと、汗がひいて体温が元に戻ってくると眠くなってくる。だから、入浴後三〇分くらいで布団に入れば寝つきも良く、深い睡眠が得られるのだ。

しかし、そのあとに〝メールをチェック〟〝一〇分だけゲーム〟〝テレビをちょっとだけ〟ということをしてしまっては、せっかく得られた入眠効果も台無しに。くれぐれも、入浴後にパソコン作業などはしないようにしよう。交感神経がまた活動し始め、リラックスした状態から逆戻りしてしまうのだ。

◉どうしても寝酒をしたいときのコツ

先述のとおり、お酒を飲む場合は寝る三時間前までにしたいところ。しかし、どうしても寝酒をしたい場合は、ほんとうに「一杯だけ」にしておくことだ。

お酒でリラックスできれば副交感神経が働き、ほどよい入睡剤になるが、「一杯のつもりが、ついつい……」となってしまうと悪循環にはまるので、くれぐれも意志を強く持とう。

そして、お酒好きの人に朗報がある。ノンアルコールビールが入眠剤としていいという実験結果がアメリカの医学公共図書館『Pub Med』で発表された。本物のビールにも入っているGABAという成分が神経を落ち着かせるためらしいが、これは試してみる価値があるかもしれない。

安眠に適した寝具を選ぶコツ

◉〝良い姿勢〟をとれる寝具を選ぶコツ

寝るにも〝良い姿勢〟というのがある。寝ているあいだの良い姿勢とは、まっすぐ仰向けになることを指すのではない。寝ているあいだに体を自由に動かせて、自然に寝返りをうてる状態のことである。ちなみに一般的には、ひと晩に三〇回くらい寝返りをうつのだそうだ。

ところが、寝具が合っていないとうまく寝返りがうてず、血行が悪くなって首や肩がこり、長く眠ったつもりでも疲労感が残ってしまう。

そこで、良い姿勢を保つのに重要になるのは、枕七割、敷物三割といわれている。自分に合った枕と敷物を選べば自由に寝返りがうて、熟睡できるのだ。

◉枕は自分に合った高さに

枕が高すぎると首や肩がこり、背中も疲れ、気道が圧迫されていびきもかきやすくなる。それに、首にシワもできやすくなる。反対に低すぎると、心臓より頭の位置が下がるので眠りが浅くなり、顔がむくみやすくなる。

つまり、枕が合っていないと、いろいろなところによけいな負担がかかり、うまく眠れなくなってしまうのだ。

では、正しい枕の高さとはどのくらいなのかといえば、体の中心線が直立しているときと同じ状態になるのがベスト。つまり、仰向けに寝て頭から背骨にかけてまっすぐな状態になればいいのだ。それだと首筋が伸び、呼吸もラクになる。

新しい枕を購入するときは、実際に寝て試してみてほしい。

◉夏でも羽毛布団がおすすめ

敷き布団やベッドのマットは、ある程度の硬さがないと体が不自然に沈み込み、背中や腰を痛めてしまう。硬さの目安は、背中の曲がり具合が二〜三センチ程度のもの。体格によっても異なるので、自分に合ったものを選ぶようにしよう。

掛け布団は寝汗を吸収しやすく、保温性のあるものがいい。とくに羽毛などの天然素材はおすすめだ。そして、この羽毛布団は冬に限ったものではない。

夏はタオルケットをかける人が多いだろう。たしかに肌触りが良く気持ちいいが、じつはこのタオルケット、汗は吸ってくれるが放湿性に欠けるのだ。だから夏でも、湿気を吸ってそれを放出する働きのある羽毛布団がおすすめなのだ。

◉枕を抱きしめて熟睡する

安眠のためには、抱き枕もかなり有効だ。寝る体勢は仰向けがもっとも体にいいというが、じつのところ、そうもいかない。とくに首や肩、腰、背中にこりがある場合は、寝苦しくて何度も寝返りをうち、眠りも浅くなる。

そんなときは、抱き枕を試してみるといい。横向きやうつ伏せ寝の体勢を安定させるだけでなく、体重が分散されるため、こった部分も案外ラクになるのだ。軽く抱きしめてもいいし、腕をのせてもいいし、脚にはさんでもいい。

体を支えてくれるという点にも、精神的な安らぎ効果があるのかもしれない。

◉枕に足をのせて熟睡する

立ちっぱなしが続いたりして足がむくんでいると、寝つきが悪くなることがある。そんなときは足に枕をのせて二〇センチくらい高くしよう。下半身に溜まっていた血液が上半身に戻り、バランスが良くなるので眠りやすくなる。

足専用の枕もあるが、わざわざ買わなくても、余っている枕や座布団を折って使うので十分だ。

◉寝間着も睡眠の質を左右する

冬になると、温かいからとフリース素材の部屋着を寝間着にしたくなるかもしれないが、それはおすすめできない。

フリース素材のものはこすれると静電気が起こりやすく、体に負担がかかるのだ。冬でも寝間着は綿素材にするなど、肌にやさしいものを着用するようにしよう。

ちなみに、裸で寝るという方法もある。締めつけるもののない状態は理想的ではあるので、お一人様の場合はそれもいいだろう。

◉寝具、寝室の色にひと工夫

布団や寝室のカーテンの色によっても、疲労の回復具合が変わってくるそうだ。ベージュやパステルカラーなどの柔らかく淡い色は、リラックスした穏やかな気持ちを誘うので眠りにつきやすい。さらに、パステルカラーでも青系なら精神のクールダウンを、赤系なら体を温める作用があるという。

たいていは自分の好きな色を選んでいいのだが、赤は避けたほうがいいというのが一般的。赤には興奮作用があり、眠れなくなってしまう可能性が高いのだ。

眠りやすい環境を整えるコツ

◉寝る一～二時間前には照明を控える

先述のとおり、睡眠に関わるホルモンにメラトニンがある。これが分泌されて一定量たまると体温や血圧、脈拍が低下し、眠りへと誘われるのだ。このメラトニンは光の量によって分泌量が決まるので昼間のうちはほとんど分泌されず、夕方以降に増えてくる。

つまり、寝るまで明るいままだと体がなかなか眠る態勢に入れないのだ。そこで、就寝する一～二時間前から部屋の照明を控え、音楽やアロマでリラックスするといい。

くり返しになるが、パソコンや携帯、テレビは光の刺激が強くメラトニンの分泌が抑制されるので、就寝一時間前には電源を切ることを習慣づけたいものだ。

◉寝室は暗くする

寝るときは照明を消すのが普通だが、真っ暗だと眠れないという人もいる。なかには天井灯をつけっぱなしにして寝る人もいるくらいだが、その光は視覚を刺激し、眠りを妨害する。だから、暗いのが苦手な人も天井灯は消し、壁かけ式の間接照明やフットライトなどに切り替えることをおすすめする。

また仕事上、睡眠時間が日常的に昼間にかかってしまう人の場合は、遮光カーテンにして日光が入ってくるのを防ぐようにしよう。

◉飲むと×だが、コーヒーも香りだけなら◎

寝る前にコーヒーを飲むなどとんでもないが、コーヒーの香りは入眠剤として優れものだ。睡眠に香りを活用するのはローマ帝国時代から行われている。眠れないときは、香りを積極的に活用しよう。

寝る前のくつろぎタイムにはアロマキャンドルを、寝るときは枕元にアロマオイルを置いたりアロマピローを使うのもいいだろう。いくつか、眠りに効く香りを紹介しておこう。

- **コーヒー**……飲むと覚醒するが、香りだけならリラックス効果が高い。
- **ラベンダー**……鎮静効果が高く、医療機関や介護施設でも活用されている。
- **セドロール**……寝つきが良くなり、その効果は睡眠薬並みともいわれる。
- **カモミール**……ハーブティーとしても有名だが、鎮静効果がある。
- **タマネギ**……細かく刻んだもの、ごく少量（ほとんど臭いを感じないくらい）を枕元に置いておくと、精神を安定させ、眠気を誘う。

◉クーラーと蚊帳《かや》は良いコンビ

毎年夏になると暑さが厳しいが、熱帯夜でクーラーをつけないと眠れないことも多い。クーラーの風が体に直接当たらないように風向きを調節したり、タイマーを使えば眠れないよりはいいが、どうしても体がダルくなったり夏風邪をひいてしまったりする。

ところが、クーラーにはそんな難点を補ってくれる強力な相棒がいた。意外にも、昔懐かしい蚊帳《かや》だ。

クーラーで冷えた空気を蚊帳が緩和してくれるうえ、麻素材は湿気をこもらせないから、タイマーでクーラーが切れても、蚊帳の中は外よりも湿度が低く保たれたまま。だから、蒸し暑く寝苦しい夏の夜でも快適に眠れるのである。

眠りにつきやすくするエクササイズと呼吸法

◉ワインのコルクはツボ押し用に取っておく

腹這いになって足の裏を人に踏んでもらうのは気持ちいいが、足の裏にも快眠のツボがある。

●足の裏の中央、土踏まずにある「足心《そくしん》」、かかとの中央にある「失眠《しつみん》」、足の裏を曲げたときくぼみができる部分にある「湧泉《ゆうせん》」などだが、これらのツボを寝る前に押すといい。

ただ、足心や湧泉は手の指で一〇〇回くらいさすっても効果的だが、かかとの失眠は感覚が鈍く手の指で押したくらいでは刺激が少ないため、ワインのコルクなどを立てて上から踏むようにすると効果的だ。

◉眠りを誘うために顔周辺をツボ押し

次に、眠りに効く頭と顔と首のツボを紹介しよう。

●百会《ひゃくえ》……頭のてっぺん、指で押すとぷよぷよしているところにあるツボ。そこに左右の中指を重ねるようにして押し当てたら、頭全体を手の平で包むようにしながら中指だけに圧力を加えていく。頭の中に刺激が広がるのを感じたら、そのまま約一分押しつづけよう。

●印堂《いんどう》……眉間の中央にあるツボ。指先で一〇〇回くらいこすると、だんだんリラックスしてくる。

●太陽《たいよう》……こめかみの脇のへこんだところにあるツボ。ここも印堂と同じように、指先で軽くマッサージするといい。

●**安眠**《あんみん》……耳の後ろの骨が出っ張っているところの下のくぼみから、顔側へ一・五～二センチいったあたりにあるツボ。右の安眠を押すときは頭の後ろから左手を回し、中指で押さえる。首を手の平で包むように圧力を加え、中指で安眠を固定しながら頭を左右にゆっくり動かす。左の安眠を押すときは右手で。左右の安眠を交互に刺激しよう。

◉入眠のためのエクササイズ

入浴効果と同じだが、寝る前にちょっとしたエクササイズをすると筋肉がほぐれて寝つきが良くなる。筋肉がほぐれると体は休息モードになるので眠りも深まり、疲労回復も新陳代謝も促進されるのだ。

全身をリラックスさせる……これは寝る三〇分くらい前に。

①両足を組んで座り、肩の力を抜いて背骨をまっすぐに保つ。
②背骨を軸に見立てて上半身をゆっくり回す。
③反対側にも回す。気分がよくなったところでやめる。

全身の筋肉をほぐす……布団の上でどうぞ。

①寝転がって、足を伸ばして片足ずつ垂直に上げる。

②足の裏にタオルを引っ掛けて両手で引っぱり、足を伸ばす。

③左右で交互に二～三回くり返す。

頭や目の疲れをとる……布団の上でどうぞ。

①耳の上半分を親指と人差し指でつまみ、そのままねじるようにする。

②次につまんだまま横に引っ張る。

③これを三〇秒間くらいくり返す。

◉呼吸法を工夫して深い眠りに

私たちは活動モード（交感神経）と休息モード（副交感神経）のふたつの自律神経を切り替えながら健康状態を保っているが、副交感神経が働くピークが睡眠だ。そこで、さらに休息モードを促進させるため、布団に入ってからできる呼吸法を紹介しよう。

●**ローソクの炎を吹き消すイメージで、鼻から息を大きく吸って、口から〝細く、長く、**

ゆっくりと〝吐いていく。

この呼吸法をくり返すだけで、かなりリラックスした状態になり、眠りに入りやすくなる。

◉入睡剤の丹田呼吸法でぐっすり

心地よい眠りに入るには、リラックスしていなければいけないが、リラックスした状態というのは息が整っている。そこで、寝る前に、息を整える「丹田呼吸法」を実践してみよう。「丹田」というのは東洋医学でいう、おへその下あたりの腹筋のこと。仰向けに寝て、上半身を少し起こすと腹筋が硬くなるが、その硬くなったところが丹田と思えばいい。気功では心身の生気が集まる大事なスポットと考えられている。

●仰向けに寝て、両手を丹田のところで組む。

●目を閉じて口は少し突き出す感じにし、両手で丹田を押しながら、「ふっふっふっ」と三拍子で小さく息を吐きだす。

●息を吸うときも、胸ではなく丹田に大きく吸い込むイメージで。

これを一〇回ほどくり返すと体も温かくなり、自然にリラックスしてくるはずだ。

安眠に効く食べ物はコレ！

◉レタス、セロリ、パセリ、タマネギ

ヨーロッパでは〝眠れる食材〟として知られているが、レタスには安眠効果がある。ラクチュコピクリンという成分に催眠作用があり神経を落ち着かせるのだが、サラダで少し食べたくらいでは効き目はあまり望めないので、温野菜にしたりスープにしてたっぷり食べるといい。

セロリとパセリに含まれる成分も精神を安定させ、ストレスを軽減させる。また、タマネギには鎮静効果と体を温める効果の両方があり、安眠のためには最強の食材といえる。

ほかに、ニラやラッキョウ、ニンニク、ネギなどにも安眠効果がある。

◉シジミでビタミンBをとる

安眠にはビタミンB群が欠かせない。ビタミンB群が不足すると疲労感や倦怠感が強くなり、寝ても疲れがとれないのだ。もっとも睡眠に関係するのはビタミンB_{12}で、睡眠ホルモンのメラトニンの生成・吸収を助ける役割をもっている。

そのビタミンB_{12}が多く含まれるのがシジミである。晩ご飯にシジミ汁とかシジミをバターで炒め、麺とからめたシジミパスタを食べるのもおすすめだ。ビタミンB_{12}はハマグリやアサリ、牛や鶏のレバー、納豆、豆腐などにも含まれている。

◉短時間でもグッスリ眠りたいときはトウガラシ

仕事が立て込んで今日も夜中までやらなきゃ、などというとき、睡眠時間が十分に確保できなくても、短時間でも集中して寝る方法がある。それは、トウガラシを食べて寝ること。

夕食にトウガラシを食べると、トウガラシに含まれるカプサイシンという辛み成分が体温を上げ、就寝時間に向けて体温が急降下したという実験結果がある。体温が下がると眠くなるという原理にピッタリだが、布団に入ってから三～六時間で体温が少し上がるので、長い睡眠には効かない。その代わり、短時間でグッスリ眠りたいときには有効だ。

就寝が夜中になりそうなときは夕食を遅めにするか軽い夜食をとって、トウガラシを使ったものを食べることをおすすめする。

◉空腹で眠れないときは、ホットミルクに少し甘味を加える

お腹がすいて眠れない、というときもある。どうしても何かを食べたくなってしまうが、ここで負けてはいけない。さらに眠れなくなるし、寝る前に食べると胃腸に負担がかかるし、太る。

そんなときは、ホットミルクにハチミツなどを少量たらし、少し甘くして飲むといい。お腹にも負担にならず、糖分が満腹中枢を刺激するので、自然に眠りにつくことができるはずだ。

◉結局は〝バランスを心がけ、夕食は軽めに〟が安眠のコツ

安眠に効果的な食材を知り、上手に利用することは大切だが、結局はバランスの良い食事をとることが何ものにも勝る。そして、寝るときにまで胃が消化のために働いていることがないよう、夕食には消化の良いものを食べる。結局、この二点が大切なのである。

体の疲れをとる裏ワザ69
「痛い　つらい　だるい」がササっと解消！

編著者　「健康元気」研究会
発行者　真船美保子
発行所　KK ロングセラーズ
東京都新宿区高田馬場 4-4-18　〒 169-0075
電話 (03)5937-6803(代)　振替 00120-7-145737
http://www.kklong.co.jp
印刷・製本　中央精版印刷(株)

ISBN978-4-8454-5176-0　C0247　Printed In Japan 2023